DES MALADIES CHRONIQUES

SPÉCIALEMENT DE LA

PHTHISIE PULMONAIRE.

IMPRIMERIE MAULDE ET RENOU,
Rue Bailleul, 9-11.

DES MALADIES CHRONIQUES

SPÉCIALEMENT DE LA

PHTHISIE PULMONAIRE

ET DES AFFECTIONS QUI LA PRODUISENT LE PLUS SOUVENT

Les Dartres, les Scrofules, la Syphilis, le Rhumatisme et la Goutte, la Gastrite, le Catarrhe,
l'Asthme, l'Aménorrhée (maladie des femmes)

CONSIDÉRÉES DANS LEURS CAUSES, DANS LEURS EFFETS ET DANS LEUR

TRAITEMENT CURATIF ET PRÉSERVATIF

PAR

M. LE DOCTEUR TIRAT, DE MALEMORT,

Médecin de la Faculté de Paris, ancien professeur de sciences physiques,
ancien élève des écoles du gouvernement, professeur particulier de
thérapeutique.

> Je ne puis m'empêcher de croire que
> les tubercules se résolvent.
> BROUSSAIS, *Cours de la Faculté*,
> 24 novembre 1834.

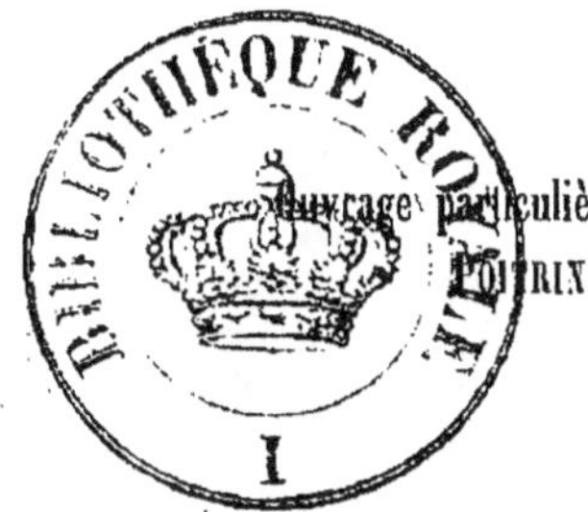

Ouvrage particulièrement dédié aux nombreuses victimes des maladies de
POITRINE et aux personnes qui y sont PRÉDISPOSÉES.

———❖———

PARIS

CHEZ L'AUTEUR, RUE RICHELIEU, 35,

ET CHEZ J.-B. BAILLIÈRE, LIBRAIRE DE L'ACADÉMIE,

RUE DE L'ÉCOLE DE MÉDECINE, 17.

1845

AU

Baron de Gérente,

Administrateur du domaine privé du Roi, officier de la
Légion d'Honneur,

Témoignage de ma haute considération,

Le docteur Tirat, de Malemort.

NOTE.

Voir à la fin de ce livre un cas remarquable de guérison de phthisie pulmonaire au troisième degré, que je n'ai pu insérer parmi les observations relatives à cette maladie, n'en ayant appris la nouvelle qu'au moment de l'impression de la dernière feuille de cet ouvrage.

La personne qui fait le sujet de cette observation avait été traitée par le célèbre M. Fouquier, premier médecin du roi, et par un habile praticien, le docteur Tahère, ancien interne de l'Hôtel-Dieu, qui avaient diagnostiqué une phthisie pulmonaire très avancée, et avaient annoncé une terminaison prochainement fatale, après avoir avoué leur impuissance.

AVANT-PROPOS.

« Les maladies chroniques, disait Aurelianus
Cœlianus, dans le deuxième siècle de notre ère, ne
guérissent ordinairement, ni par le hasard, ni par
le bienfait de la nature; elles réclament formel-
lement l'intervention d'un médecin habile, et lui
préparent, s'il réussit, une part de gloire plus
grande et plus assurée, tandis que les maladies
aiguës se guérissent souvent d'elles-mêmes, soit
par les seuls efforts de la nature, soit par un pur
effet du hasard. » (*Revue Médicale.*)

Convaincu de cette vérité, je me livrai sérieusement à l'étude des maladies chroniques dès mon début dans la carrière médicale.

Je me plaçai dans une position qui me permit d'observer ces affections sur une vaste échelle, et après avoir consacré plusieurs années à l'étude des altérations produites sur nos organes par les maladies chroniques, et m'être lassé enfin d'ouvrir des cadavres et de chercher, comme beaucoup de médecins, les principes de la vie dans les entrailles de la mort, sans résultat appréciable pour l'humanité, je dirigeai désormais tous mes soins vers les études thérapeutiques, convaincu que ce n'était que par la connaissance approfondie des vertus des médicaments que l'homme de l'art pouvait décidément guérir. Je cessai de voir dans les systèmes et les idées préconçus autre chose que des hypothèses à vérifier, et je demandai aux faits que je rassemblai avec soin des résultats que je pourrais plus tard ériger en principes.

Dès 1830, j'avais entrepris une série d'expériences, dans le but de trouver des moyens thérapeutiques plus efficaces que ceux employés jusqu'à ce jour dans le traitement des maladies chroniques.

Le succès a dépassé mes espérances : les nouvelles combinaisons de remèdes que j'ai employées m'ont procuré des résultats inespérés.

Parmi les milliers de guérisons bien constatées que j'ai obtenues, je ne publie dans cet ouvrage, comme observations à l'appui de ma méthode de traitement, que celles ayant pour objet des malades au dessus du vulgaire, et qui avaient été regardés comme incurables par les célébrités médicales de Paris et de la province.

Je publie un certain nombre de formules nouvelles auxquelles j'ai fait subir l'épreuve d'une longue expérience ; mais dans un ouvrage destiné principalement aux gens du monde, j'ai cru devoir garder le silence sur quelques préparations pharmaceutiques dans la crainte qu'elles ne deviennent inefficaces préparées par des mains inhabiles. Les hommes de l'art les trouveront décrites dans mon traité de l'asthme et du catarrhe qui va paraître incessamment ; du reste, ceux de mes confrères qui, habiles à traiter les maladies aiguës, n'ont pas acquis comme moi dans le traitement des maladies chroniques cette longue expérience qui est nécessaire pour arriver au diagnostic précis et au traitement rationnel de ces affections, pourront, comme les médecins dont je cite les noms à la fin de cet ouvrage, en s'adressant à moi-même ou aux pharmaciens que je désigne, se procurer les indications nécessaires à mon mode de traitement, ainsi que les formules des combinaisons pharmaceutiques que je mets en usage avec un succès presque constant depuis plus de dix années.

PRÉFACE.

Le nouveau traité que j'offre au public sur les maladies chroniques est le résultat de dix années de recherches, d'expériences et de pénibles travaux. Il ne devait avoir pour but que la phthisie ou consomption pulmonaire; mais, frappé de l'étroite liaison qui existe entre les autres maladies chroniques et cette terrible affection, je me suis vu forcé, pour rendre cet ouvrage aussi lucide, aussi complet que possible, de traiter en même temps les principales affections dont elle est souvent la funeste conséquence.

Dès les premières années de ma pratique médicale, je dirigeai mes recherches vers les maladies de poitrine, et j'étudiai sous toutes leurs formes ces affections dont je voyais le nombre s'accroître chaque jour.

Après avoir fait de nombreuses expériences sur toutes les préparations pharmaceutiques connues et employées contre ces affections; frappé de la stérilité des résultats obtenus, je fus conduit à en créer de nouvelles : le problème à résoudre était des plus importants; il avait lassé la constance de tous les médecins qui s'en étaient occupés : il s'agissait de trouver un dissolvant des tubercules pulmonaires.

Depuis plusieurs années une préparation m'avait toujours réussi dans certaines affections produites par un vice du sang, c'était une eau végétale que j'appellerai dissolvante, pour consacrer une de ses principales et essentielles propriétés. Les malades que j'avais soumis à son usage, quoique affectés de symptômes qui semblaient présager une phthisie pulmonaire imminente, ont tous été guéris parfaitement de cette prédisposition, en même temps que des maladies chroniques, pour lesquelles ils étaient venus réclamer mes soins. Encouragé par cet heureux résultat, j'essayai son action sur des phthisiques chez lesquels des tubercules pulmonaires avaient été diagnostiqués par les médecins les plus célèbres, et je fus agréablement surpris de voir tous les symptômes de l'affection diminuer, et les malades recouvrer une santé florissante qui s'est soutenue jusqu'à ce jour.

Pour rendre cette eau végétale dissolvante efficace et applicable dans tous les cas, j'en ai varié les degrés selon la force, l'âge, le tempérament du malade et l'époque ou période de sa maladie; le succès le plus complet a couronné mon zèle, et de nombreuses guérisons ont été la récompense de mes veilles et de mes travaux.

Je ne prétends pas guérir la phthisie pulmonaire à toutes les périodes, ni régénérer par mon traitement un organe frappé de mort; en effet, il est une époque où toutes les maladies sont mortelles: et quel est le médecin assez audacieux pour oser affirmer qu'il peut réorganiser une partie que la destruction environne de toutes parts? La médecine peut éloigner et détruire les causes du mal, en arrêter les ravages; mais jamais elle ne jouira de la propriété de créer.

L'eau végétale dissolvante ne suffit point seule pour obtenir la cure de la phthisie et des affections qui la développent; j'use, toutes les fois que les

circonstances l'exigent, des moyens accessoires
fournis par la science, soit pour calmer les symptômes de la maladie, soit pour en abréger la
durée.

Je me bornerai à prouver par de nombreuses
observations que la phthisie pulmonaire est parfaitement curable dans les deux premières périodes de la maladie, et que, contre l'opinion générale
de beaucoup de médecins, je possède des moyens
efficaces, soit pour prévenir, soit pour guérir
cette affection, surtout quand elle est accidentelle.

Dans les considérations générales, qui formeront le premier chapitre de cet ouvrage, je ferai
connaître l'opinion des médecins sur la nature et
les causes des maladies chroniques et principalement de la phthisie pulmonaire. Je prouverai que
le principe de ces affections réside dans le système sanguin, et que, pour en obtenir la guérison radicale et certaine, un traitement général
leur doit être opposé.

La suite de l'ouvrage sera divisée en deux
parties :

La première sera consacrée à la phthisie pulmonaire et à son traitement préservatif et curatif.

Après avoir parlé de la structure des poumons

et des fonctions de cet organe, je dirai ce qu'on doit entendre dans l'état actuel de la science par le mot phthisie, et afin de mieux faire connaître le degré de curabilité de cette maladie, je la diviserai en trois époques.

La première, dans laquelle l'élément tuberculeux est à l'état latent, où il n'existe que dans le sang avec une tendance à se localiser sur les poumons.

La seconde, où les tubercules sont complètement formés et quelques uns même à l'état de ramollissement.

La troisième, qui a pour caractère principal la formation des cavernes.

Une description détaillée des symptômes ou signes propres à guider le malade et le médecin, fera aisément reconnaître la maladie et distinguer, entre elles, les trois époques.

Le traitement préservatif ou hygiénique de cette maladie et le traitement curatif feront le sujet de deux chapitres, à la suite desquels j'ajouterai, parmi les observations nombreuses de guérisons que j'ai obtenues, celles qui me paraîtront devoir offrir le plus d'intérêt.

Je consacrerai la deuxième partie de l'ouvrage

au traitement des maladies chroniques qui produisent souvent la phthisie. Ainsi les maladies dont les noms suivent seront traitées chacune dans un chapitre particulier : 1º les dartres ; 2º les scrofules ; 3º la syphilis ; 4º les rhumatismes ; 5º les catarrhes ; 6º l'asthme ; 7º les rhumes ; 8º les gastrites. Je donnerai les détails du traitement de ces diverses maladies, et j'indiquerai les moyens de s'en préserver.

Cet écrit est dominé par une idée féconde en résultats. J'y ai considéré toutes les maladies du sang comme étant de nature âcre et exigeant l'emploi de substances douces et neutralisantes.

Les substances qui entrent dans mon eau dépurative et dissolvante ne sont point un secret; la composition en a été soumise à l'Académie royale de médecine et à l'Institut de France, et j'en ai confié la préparation aux pharmaciens les plus habiles et les plus consciencieux de Paris.

Mon traitement a déjà été employé avec succès sur un grand nombre de malades, par plusieurs de mes honorables confrères, docteurs de la Faculté de Médecine de Paris, à qui je me suis fait un plaisir de donner tous les renseignements nécessaires pour en assurer l'efficacité. Les éloges qu'ils ont bien voulu me prodiguer et leur bienveillance qui m'honore, sont déjà une douce récompense de mes veilles et de mes travaux. Je les remercie ici publiquement des soins qu'ils ont apportés dans les épreuves qu'ils ont fait subir à mon mode de traitement et du zèle qu'ils mettent à le propager. Combien sont dignes d'estime et d'admiration ces hommes généreux qui, toujours prêts à soulager les souffrances, saisissent toutes les occasions de faire le bien, et n'ont en vue que le salut de leurs malades !

En soumettant au public le fruit de dix années d'études sur des maladies qui, d'après le grand Sydenham, enlèvent le cinquième de la population, puissé-je, en diminuant le nombre de leurs victimes, atteindre le but le plus cher à mon cœur, celui d'être utile à mes semblables et de servir en même temps la science et l'humanité.

Questions auxquelles doit répondre le malade qui, éloigné de Paris, désire consulter un médecin.

Beaucoup de malades habitant des campagnes isolées, et loin des médecins spéciaux qui ont leur confiance, ne peuvent les consulter que par lettres ; je crois leur être utile en leur indiquant les questions auxquelles ils doivent répondre dans le cas où ils désirent consulter un médecin, afin qu'il puisse les aider de ses conseils et les diriger dans la marche qu'ils ont à suivre pour arriver à une complète guérison.

En suivant de point en point l'ordre que je vais leur indiquer, les malades éviteront de se livrer à des détails superflus et ne négligeront rien de ce qu'il est indispensable de faire connaître au médecin. Leurs renseignements seront suffisants pour qu'il puisse juger convenablement de leur état et leur faire suivre avec succès son traitement.

*Renseignements relatifs à la phthisie pulmonaire,
à l'asthme, au catarrhe.*

1° Indiquer son âge et depuis quelle époque date la maladie dont on est atteint.

2° Le sexe et les circonstances particulières qui en sont la suite. Ainsi, si la personne qui consulte est une dame, elle indiquera si elle est bien réglée. Elle dira si elle a eu des enfants; si elle a nourri; si elle a fait passer son lait avec précaution; si ses couches ont été heureuses. Elle indiquera si sa maladie s'est développée par la suite d'une suppression des mois.

3° Indiquer la constitution particulière du malade.

4° L'état des lieux que le malade habite.

5° Habitudes et occupations du malade.

6° Indiquer les maladies antérieures et concommittantes du malade, et les maladies de famille.

7° Indiquer l'état de la digestion : si l'appétit est bon; si la digestion est facile; si le sommeil est paisible; si on exécute bien toutes ses fonctions; si on est constipé; si on a des vents.

8° Indiquer l'état de la peau et de sa sécrétion ; si on sue plus la nuit que le jour ; si la sueur est visqueuse.

9° Rappeler les circonstances qui ont présidé au développement de la maladie ; si on l'attribue à des peines morales, des fatigues excessives, des sueurs rentrées, des abus de régime et des excès de nature quelconque.

10° Indiquer l'état de la tête, de la poitrine, des intestins, de la vessie ; le degré d'irritabilité et de faiblesse de ces organes ; depuis quelle époque on a commencé à maigrir.

11° Dire si on a vomi du sang ; si les crachats en sont imprégnés ; si la matière que l'on crache est abondante ; si elle est jaune, verdâtre, savonneuse ou blanchâtre ; si elle surnage sur l'eau ou si elle se précipite au fond du vase ; indiquer si on tousse sans cracher ; si on éprouve des excès de suffocation ; si on peut se coucher des deux côtés ; si dans l'acte de la respiration on éprouve ordinairement de la gêne ; si la poitrine fait entendre des bruits.

12° Indiquer si les palpitations du cœur sont fortes, si on les éprouve souvent ; si les pommettes des joues sont rouges ; si les lèvres et les dents sont bleuâtres ; si les extrémités sont froides ; si on éprouve des étourdissements dans la tête.

Nota. Les dix premières questions sont communes à tous les malades, de quelque nature que soit leur maladie.

***

Renseignements relatifs aux dartres.

1° Indiquer la position de la dartre et son étendue.

2° Si la dartre excite des démangeaisons ; si elle forme des croûtes, des boutons, des écailles, des farines, des plaques arrondies, des ulcères, des vésicules, des tubercules, des taches rouges, jaunes ou brunes.

3° Indiquer de quelle époque elle date et quelles sont les causes de son développement.

4° Indiquer si on a eu la gale, la teigne, les écrouelles ou des croûtes à la tête ; si on a eu la maladie vénérienne.

Renseignements relatifs aux écrouelles.

Indiquer si les glandes du cou sont dures ou molles; si elles sont douloureuses; à quelle époque elles ont paru; si, outre celles du cou, il en existe sous l'aisselle, à l'aine; si le ventre est dur, douloureux; si les parents ont été affectés de la même maladie.

Renseignements relatifs aux maladies vénériennes.

1° Indiquer si la personne avec laquelle on a eu des rapports était affectée de dartres, de la gale, de flueurs blanches.

2° Signaler les symptômes de la maladie, depuis le commencement de la maladie; dire si le mal n'est pas de longue date; si l'abus des liqueurs et une nourriture trop échauffante n'ont pas accru la maladie.

Renseignements relatifs aux gastrites.

1° Indiquer si le ventre est douloureux dans une partie quelconque; si on a des envies de vomir; si on souffre en mangeant, ou une heure ou deux après. avoir mangé; si on vomit souvent; si on éprouve des maux de tête; si on est constipé; si on a des envies fréquentes de manger.

2° Indiquer les aliments que l'on digère le mieux; si ce sont les farineux, le laitage ou les viandes rôties.

———

Nota. La malades doivent affranchir leurs lettres, sinon elles resteraient sans réponse.

Mes consultations ont lieu tous les jours, excepté les dimanches, de une à quatre heures.

CHAPITRE PREMIER.

—

Considérations générales.

Les auteurs qui ont écrit jusqu'à présent sur la phthisie pulmonaire n'ont considéré cette maladie que sous le point de vue des lésions anatomiques qui la caractérisent, et ne se sont point occupés de l'altération des liquides dont elle est très souvent la conséquence. Tous leurs travaux se sont bornés à fixer le diagnostic de cette affection, et à donner des moyens d'investigation sûrs pour y arriver. Une fois la maladie reconnue, la croyant au dessus des ressources de l'art, ils se seraient bien gardés de lui opposer une médecine active : la diète, le lait, les loochs et la mauve sucrée, conduisaient doucement les malades au tombeau, quand ils étaient assez heureux pour échapper aux sétons, cautères et saignées, moyens aussi insensés que barbares dans cette terrible affection. En effet, quels progrès l'anatomie pathologique a-t-elle fait faire aux maladies chroniques depuis Bonet et Morgagni? A quoi ont abouti les recherches de Bayle, Laennec, Broussais, et de tous les anatomopathologistes modernes? A rien, si ce n'est au développement de vaines et stériles théories. Toute médication devant varier, selon l'opinion qu'on se forme de la nature des causes des maladies, il s'ensuit nécessairement que leurs opinions étant fausses, les moyens qu'ils employaient devaient être pour le moins inutiles, quand ils n'étaient pas dangereux ou nuisibles.

La médecine d'observation s'est bornée à constater les phénomènes extérieurs et ne nous a rien appris sur la nature des maladies chroniques. Hippocrate, Gallien, Arétée, Stoll, Baglivi et tous ceux qui ont suivi leur doctrine, ont fidèlement décrit les symptômes morbides ; mais ils sont restés les paisibles témoins de la lutte engagée entre la nature et le principe destructeur.

Bonet et Morgagni ont commencé des recherches qui se sont terminées par les travaux de Pinel, Bichat et Broussais. Ces fondateurs de la mé-

decine organique ont cru trouver dans les lésions
locales la cause des symptômes, la source du mal;
ils ont négligé les altérations du sang et des autres
liquides de l'économie, et en cela leur doctrine est
incomplète et erronée. Leur médication dans la
phthisie pulmonaire n'a pas même été dirigée
contre les tubercules ; elle s'est bornée à constater
les accidents locaux qu'ils déterminaient.

Pour moi, je regarde les lésions locales qui se
forment dans les maladies graves, comme la conséquence de la lésion des liquides, et les opinions des
esprits les plus avancés de notre époque, tels que
Andral, Magendie, etc., viennent à l'appui de cette
nouvelle manière de voir. En recherchant la source
des affections chroniques, ils ont montré qu'elle
résidait principalement dans le système sanguin.
M. Fourcault, par des expériences qui ne laissent
aucun doute, a soutenu la même opinion. Tous les
animaux dont il avait rendu la peau imperméable à
la transpiration, sont morts comme asphixiés dans
un délai d'autant moindre qu'il avait plus complètement fermé les orifices de cet émonctoire. La
transpiration cutanée est donc une fonction bien
importante, puisque, supprimée en totalité, elle
amène la mort, et que, supprimée en partie, elle

donne lieu à une altération du sang, et conséquemment à de graves maladies ; mais elle n'est
pas la seule cause de l'altération du sang. Outre les
virus ou venins qui peuvent l'infecter, une nourriture insuffisante ou de mauvaise qualité, en donnant, en trop faible proportion, les sucs destinés à
réparer les pertes de l'économie, conduisent également à l'altération de ce liquide.

Connaissant les fonctions intimes du poumon,
la délicatesse de cet organe et ses sympathies avec
la peau, il est facile de remonter aux causes pro-
bables de ses affections ; le poumon, en effet, est
l'organe de la sanguification, c'est dans l'intérieur
de sa trame organique que se complète la digestion, c'est là seulement que le sang, chargé des
principes fournis par les aliments, acquiert les
qualités nécessaires à la nutrition de tous les organes. Quel doit être alors sur le poumon l'action
d'un sang altéré, d'un sang qui contient les éléments propres au développements de tubercules ?
comment agira la suppression de la transpiration
cutanée ? quelle sera son action spéciale sur le
sang, et comment pourra-t-elle amener la phthisie
pulmonaire ?

Je considère la sueur répercutée et rentran

dans le torrent circulatoire, comme un corps étranger qui introduit dans le sang des sels dont l'excès se dépose à la surface pulmonaire dans l'acte de l'hématose, et devient dans cet organe un principe de tuberculisation.

J'ai pris pour exemple la suppression de la transpiration cutanée, parce qu'elle est une des causes les plus générales des maladies chroniques et surtout de la phthsie. En effet, c'est par la diminution de l'activité de cette fonction, ou par sa suppression momentanée, qu'on explique la part des lieux bas et humides dans la production des affections chroniques, et surtout de la phthisie pulmonaire. Il est clair que le froid resserre les pores de tous les corps, que l'humidité de l'air doit s'opposer à l'évaporation de la sueur et conséquemment ralentir les fonctions de la peau et devenir la source d'un grand nombre d'affections.

Je me suis convaincu de cette vérité dans mes voyages en Hollande, en Angleterre et dans d'autres pays brumeux et humides. Qui n'a ressenti en visitant Londres, les effets débilitants de son humide atmosphère ? qui ne s'est plaint des variations subites de sa température ? qui n'a éprouvé sur les yeux, le nez et la gorge, les effets irritants de ses brouillards épais? Aussi la phthisie et les scrofules y sont-elles plus fréquentes qu'au temps de Sydenham.

Si, malgré l'assainissement de ses rues, la multiplicité de ses canaux et de ses fontaines, la beauté, la propreté et la régularité de ses constructions, malgré les progrès de l'hygiène qui tendent tous les jours à en diminuer les causes, les maladies se sont multipliées, quelle sera la cause de ce résultat si peu favorable, si ce n'est le défaut de principes de ceux qui en ont dicté les médications, et l'ignorance de la véritable cause et de la nature de ces affections.

C'est encore à l'influence de la suppression de la matière transpirable qu'est due la fréquence de la phthisie dans certaines professions; c'est moins à la poussière qu'ils respirent qu'à la répercussion de la transpiration et à ses funestes conséquences, que les boulangers doivent la phthisie qui les atteint si souvent dans leur état pénible; faiblement couverts et le corps en sueur, ne s'exposent-ils pas à chaque instant aux variations subites de la température?

La cause prochaine qui doit donner lieu au développement des tubercules réside donc dans le sang;

le bon sens répugne à admettre leur production spontanée dans les poumons ; autant vaudrait admettre un effet sans cause. Il faut nécessairement que l'élément y ait été apporté par quelques uns des fluides de l'économie, et quel autre fluide que le sang à qui cet organe fait subir de si importantes modifications, aurait pu produire ce résultat?

Il suffit d'avoir les plus légères notions en médecine, pour comprendre que de nouvelles observations, faites d'après la nature des causes de cette affection, ont dû me donner des vues nouvelles et plus étendues, rendre mon traitement plus rationnel et me conduire à la solution d'une question des plus importantes pour la médecine pratique.

Est-il, dans l'état actuel de la science, une maladie plus importante par sa gravité, et qui offre un champ plus vaste à des recherches nouvelles ?

Cette affection peut attaquer des personnes de l'un ou l'autre sexe, elle est la plus généralement répandue, et quoiqu'elle se montre plus souvent depuis la dix-huitième jusqu'à la trente-cinquième année de la vie, les enfants cependant y sont également sujets, et les vieillards eux-mêmes n'en sont pas exempts.

Pourquoi s'est-elle propagée jusqu'à ce jour

avec une si effrayante rapidité? Cela tient à trois causes : la première parce qu'elle est généralement mal traitée; la deuxième parce qu'elle est contagieuse; et la troisième parce qu'elle est héréditaire.

Nous avons démontré assez au long le vice des traitements employés; il nous reste à prouver la contagion et l'hérédité de cette affection. Les médecins anciens étaient déjà si convaincus de la contagion de la phthisie, qu'ils n'osaient faire l'ouverture des corps des malheureux qui y avaient succombé. Quelques médecins, il est vrai, s'appuyant sur quelques faits, ont nié qu'elle fût contagieuse. Pour moi je me rangerai de l'avis de Morton, qui assurait que la phthisie se gagnait en partageant le lit d'une personne affectée de cette maladie.

Comment comprendre, en effet, que des personnes cohabitant avec un poitrinaire, absorbant sa sueur par le contact, vivant dans une atmosphère qu'il corrompt à chaque instant, ne se pénètrent pas de ses émanations malfaisantes? Le poumon, dans chaque expiration, exhale la partie la plus ténue et la plus active du virus pulmonique, et la contagion est d'autant plus à craindre que la maladie a atteint une époque plus avancée, et que toutes les sécrétions de l'économie en ont été plus ou moins viciées.

Il est un autre mode de transmission beaucoup moins contesté et beaucoup plus dangereux, puisque nul ne peut s'y soustraire : c'est l'hérédité. Des observations nombreuses prouvent que la phthisie peut être transmise avec la vie. Le père de la médecine a dit, en parlant de certaines phthisies : « *Secundùm naturam ad tabidem dispositi sunt.* » C'était aussi l'avis de Gallien et d'Alexandre de Tralles, et parmi les modernes, Morton, Portal, Bayle et d'autres, ont donné des preuves incontestables de cette funeste propriété du virus tabifique ou pulmonique, de se propager par la voie de l'hérédité.

Quoiqu'on n'ait point encore pénétré le secret de cette transmission, à cause du voile épais qui recouvre tout ce qui tient à l'organisation des êtres , tout me porte à croire que les liquides qui doivent former les organes du fœtus sont altérés dans leur constitution moléculaire; le sang et les autres liquides, consécutivement altérés, contiennent les éléments de tuberculisation que le temps ne fait que développer.

Je diviserai en trois groupes les sujets héréditairement prédisposés à la phthisie. Dans le premier, je rangerai ceux qui ont reçu de leurs parents une constitution débile et lymphatique ; dans le deuxième, ceux qui en ont reçu la diathèse ou cachexie tuberculeuse ; dans le troisième, enfin, ceux qui ont apporté en naissant, non seulement le tempérament lympathique et la diathèse tuberculeuse, mais encore des tubercules tout formés. Nous devons le dire, ceux qui forment cette dernière catégorie sont les seuls exposés à une mort certaine, par suite de l'altération des poumons ; le nombre en est heureusement fort restreint, car les corps inorganiques ne se forment le plus souvent qu'après la naissance.

Il peut néanmoins arriver que la phthisie épargne une génération, pour reparaître ensuite dans la même famille, imitant dans son mode de propagation le vice scrofuleux ; c'est même sur cette analogie de transmission qu'est basée l'opinion de ceux qui regardent la phthisie héréditaire comme étant de nature scrofuleuse.

Pour moi, je pense que la phthisie héréditaire est causée par un virus suigeneris, ou tabifique, comme l'appelaient les anciens, qui, introduit

dans l'économie par la voie de la génération, circule avec le sang et constitue chez l'enfant, soit
le tempéramment lympathique, soit la cachexie
tuberculeuse, soit les tubercules eux-mêmes, suivant que la maladie était chez les parents à un degré plus ou moins avancé au moment de la conception.

La phthisie ainsi transmise se développe principalement depuis la naissance jusqu'à l'époque
de la puberté ; c'est sur les enfants de deux à
quinze ans qu'elle exerce ses ravages, ainsi qu'on
peut s'en convaincre par la statistique établie par
M. Papavoine, sur des enfants de cet âge morts à
l'hôpital des Enfants. Il résulte de ses recherches,
que sur 532 petites filles mortes de deux à quinze
ans, et dont les organes ont été l'objet d'un examen scrupuleux, 308 ou les trois cinquièmes
avaient des tubercules, et sur 387 garçons décédés
dans cet hôpital, 210 ou les deux tiers offraient les
mêmes lésions. Je ne pense pas que tous ces enfants soient morts à la suite des progrès d'une
phthisie héréditaire ; la plus forte partie, au contraire, a dû mourir de phthisies accidentelles, dont
le séjour, l'air altéré de l'hôpital, et le défaut
d'exercice ont bien pu être les seules causes.

L'étroite sympathie qui existe entre les poumons et les autres organes est encore une cause de la fréquence de cette affection ; cette sympathie est telle que la lésion de l'un entraîne la lésion de l'autre. L'expérience prouve la vérité de cette assertion ; ne voit-on pas, en effet, chaque jour, des femmes devenir phthisiques à la cessation naturelle de leurs règles, et chez lesquelles cet événement n'était retardé que par cette évacuation périodique? Qui n'a vu une grossesse suspendre les progrès d'une phthisie pulmonaire, et la maladie poursuivre son cours aussitôt que la matrice était débarrassée du produit de la conception? Qui ne sait aussi qu'une affection de poitrine est souvent soulagée par l'écoulement des règles?

Malheur aux filles nubiles! s'écrie cependant Baumes, en considérant le grand nombre de maladies auxquelles elles sont exposées par les dérangements fréquents des fonctions utérines, pendant la période de fécondité. L'observation et les statistiques prouvent, en effet, que la phthisie est moins fréquente chez les hommes que chez les femmes. M. Benoiston de Châteauneuf a trouvé que sur 43,000 malades reçus dans quatre hôpi-

taux de Paris, de 1821 à 1826, 1,554 ont succombé à la phthisie. Il a compté 809 phthisiques
sur 16,955 femmes, et seulement 745 sur 26,045
hommes ; d'où il conclut que le sexe féminin est
beaucoup plus prédisposé à la phthisie, à tous les
âges, que le sexe masculin. Si à l'importance des
fonctions de la matrice chez la femme, on joint
leur vie habituellement sédentaire, leur défaut
d'exercice, leur excessive sensibilité, l'usage généralement répandu des corsets dans les grandes
villes, on se rendra facilement compte de ce résultat.

Les maladies chroniques dépendant d'un vice
du sang, et les maladies nerveuses, généralement
mal traitées ou abandonnées à elles-mêmes, sont
encore de grandes causes de l'effrayante rapidité
avec laquelle se multiplient les cas de phthisie
pulmonaire.

Les localisations successives, dans les différentes parties du corps, des dartres, des scrofules et
des maladies vénériennes, prouvent suffisamment
que leurs principes morbides ne peuvent exister
que dans le sang; et en rapprochant les fonctions
de la peau et celles de la muqueuse pulmonaire, en
examinant leur étroite sympathie ; ne sera-t-il

pas facile de prévoir les effets funestes du principe dartreux, quand, sans le détruire, on lui fer-
mera son exutoire. L'immortel Bichat, dans son
Anatomie générale, nous apprend que la suppression de la transpiration cutanée influence autant
le poumon lui seul que tous les autres organes réunis, et l'on voit tous les jours, dans l'asphixie, que
c'est principalement sur la peau qu'on applique
les moyens qui doivent agir sur les poumons, à
cause de la connexion intime qui existe entre ces
deux organes. Cette analogie, que l'expérience a
depuis long-temps confirmée, ne suffit-elle pas pour
se rendre compte des nombreuses victimes de la
phthisie aiguë ou chronique, à la suite d'une dartre rentrée?

Mais de tous les virus particuliers qui altèrent
le sang, le plus répandu est le vice scrofuleux,
c'est aussi celui qui produit le plus de phthisie.
Cela doit être ainsi, puisque ce virus se localise
presque toujours sur le système glanduleux, et que
les poumons renferment dans leur substance une
grande quantité de glandes lymphatiques où le
vice finit toujours par exercer ses ravages. Combien alors sont coupables les médecins qui négligent de traiter cette affection dans l'enfance, sous

prétexte que la cure en sera plus facile à l'âge de la puberté.

Le vice syphilitique, que je regarde comme une cause fréquente de scrofules, produit aussi souvent la phthisie. Il n'est pas rare de le voir abandonner les autres organes pour se jeter avec force sur les poumons, les congestionner en y faisant affluer un sang altéré, et y déterminer une phthisie si complète et qui a si peu de rapport avec son origine, que le praticien le plus expérimenté a de la peine à en reconnaître la cause.

Lorsque ce virus est porté par les vaisseaux absorbants sur une seule glande, les désordres qu'il fait naître sont alors circonscrits comme le mal ; il en résulte une blennorrhagie, un gonflement glanduleux à l'aine ou au dessous de la mâchoire ; mais s'il attaque, en premier lieu, les glandes de l'organe respiratoire, il occasionnera une phthisie vénérienne, qui s'annoncera par la dypsnée, la toux et d'autres symptômes.

Le virus vénérien peut circuler long-temps dans la masse des liquides sans indiquer sa présence ; ce n'est que plusieurs mois, plusieurs années après la contagion, qu'il viendra exercer ses ravages sur le parenchyme pulmonaire. Une expérience de tous les jours ne nous permet pas de douter qu'il existe des phthisies vénériennes. Cette assertion a été soutenue par Lieutaux (lib. ii, obs. 766), Morgagny (*De phthisia à lue venereâ*, lib. iii), de Morton (Epist. xxii, art. 11).

Des considérations d'une nature puissante me font aussi regarder le vice rhumatismal, goutteux, comme une cause très commune de phthisie; car il arrive souvent que dans les efforts que fait la nature pour débarrasser l'organisme de ce principe terreux qui circule avec le sang, il s'en dépose dans les poumons une partie qui y devient le germe des tubercules. Souvent aussi on voit la goutte abandonner avec la plus grande rapidité les articulations, pour se porter sur les organes pulmonaires, et y déterminer une toux sèche, opiniâtre, une oppression, des crachements purulents ou sanguins, enfin tous les symptômes d'une phthisie imminente.

Tout le monde sait aussi que l'humeur de la transpiration, lentement ou brusquement répercutée de l'extérieur à l'intérieur, soit par le froid, soit par l'humidité, attire le sang et devient la cause fréquente du catarrhe, de l'asthme convulsif et de toutes les affections graves de l'organe pulmonaire.

Sans remonter à l'importance des fonctions de l'estomac et à la sympathie de cet organe avec l'appareil respiratoire, il est généralement reconnu que la gastrite et les autres affections de cet organe réagissent sur les poumons, provoquent la toux, et peuvent, en altérant la nutrition, devenir une cause de phthisie.

Si je voulais passer en revue toutes les affections qui, en altérant le sang, peuvent amener la phthisie, je serais obligé de tracer le tableau de toutes les maladies qui affligent l'humanité ; mais devant me borner à en faire connaître les principales, je distinguerai, à l'origine, quatre espèces de phthisies, établies d'après les causes qui ont pu y donner lieu. Ce sont : 1° la phthisie catarrhale, ou celle produite par l'asthme, les catarrhes, les rhumes négligés ; 2° la phthisie dartreuse, ou celle qui succède aux dartres rentrées et à la répercussion des éruptions cutanées ; 3° la phthisie rhumatismale, dont la cause première est la même que celle qui produit le rhumatisme et la goutte, ou qui est la conséquence de ces affections ; 4° la phthisie scrofuleuse, ou celle qui accompage les scrofules ou leur succède, ou qui a été transmise aux enfants, par la voie de la génération, quand ils sont nés de parents affectés eux-mêmes d'humeurs froides ou de maladies vénériennes invétérées. Une fois ces divisions bien comprises, il est facile de faire rentrer dans ce cadre toutes les phthisies, quelle que soit leur origine. Cette connaissance des maladies antérieures, sert à diriger le traitement de la phthisie à son début. Il est évident qu'il doit varier selon les causes et ne se rencontrer que sur un seul point, quand il s'agit de dissoudre les tubercules ou de prévenir leur développement ; mais il vient une époque où les espèces de phthisies les plus éloignées, dans leur origine, par la diversité des causes qui les ont produites, finissent par se confondre après avoir toutes procédé de même par la dégénérescence et la viciation du sang, et tous les symptômes devenant les mêmes, elles n'ont plus rien qui les distingue dans leur développement.

Pour me résumer, en peu de mots, je dirai que je regarde la phthisie comme le résultat d'une maladie générale dont le principe est dans un sang altéré par des virus scrofuleux, dartreux, syphilitique, rhumatismale, ou par toute autre humeur étrangère à celles qui entretiennent la vie.

Que les solides, puisant leurs qualités préserva-
trices dans les liquides de l'économie, lorsque ceux-
ci sont corrompus, il est impossible que les solides
ne s'altèrent pas et qu'ils continuent à exercer
leurs fonctions d'une manière normale.

Qu'il s'ensuit que le véritable mode de traitement, le seul efficace, devra être nécessairement
dirigé contre cette dégénérescence primitive.

Il en résulte que le seul moyen préservatif et
curatif de la phthisie et des maladies chroniques
qui l'engendrent, serait, dans le médicament, assez
doux pour qu'on puisse en continuer l'emploi
pendant long-temps et sans danger, même dans
l'enfance; assez actif pour neutraliser les effets
délétères du virus qui infecte l'économie, et assez subtil pour pénétrer dans les parties les plus
reculées de l'organisme. Or, ce médicament existe,
nous lui devons de longues années de succès, et si
depuis Stoll jusqu'à nos jours, les grands maîtres
qui s'en sont servi n'en ont pas toujours retiré les
mêmes avantages, c'est qu'ils ne l'ont point administré sous la même forme, avec le même mode
de combinaison, et à des doses aussi fractionnées
que celles qui entrent dans ma composition.

Après avoir prouvé que l'origine des maladies

chroniques se trouve toujours dans une altération
primitive ou consécutive du sang et des autres liquides de l'économie, et établi les causes générales
et spéciales de ces affections et de leur fréquence,
il me reste, pour compléter ce qui a rapport à la
phthisie pulmonaire, à parler de ses causes particulières, de ses symptômes et de son traitement
préservatif et curatif ; mais auparavant je décrirai
les fonctions du poumon et la structure de cet organe.

CHAPITRE II.

De l'organisation des poumons et de ses fonctions.

Les poumons sont renfermés dans une cavité, connue sous le nom de *thorax*, dont la forme est celle d'un cône applati de devant en arrière, les parois de ce cône sont formées postérieurement par les vertèbres du dos, en avant par le sternum, et latéralement par les côtes dont la substance osso-cartilagineuse est formée en arc.

Les côtes qui répondent au sommet du cône sont courtes, horizontales, droites et peu mobiles. Les suivantes sont plus obliques, unies par des articulations moins serrées.

Les côtes qui sont placées à la base de la poitrine, ne s'articulent pas avec le sternum, elles sont, dans toute leur longueur antérieure, d'une contexture toute cartilagineuse. La base de la poitrine est terminée par le diaphragme qui la sépare de l'abdomen : cette cloison est charnue, tendineuse ; elle est attachée au cartilage des fausses côtes, aux vertèbres lombaires, et conserve, entre ses points d'appui, une position horizontale.

Plusieurs plans musculaires couvrent et servent à fermer la poitrine, tels sont : les muscles intercostaux, internes et externes, les sous-claviers, les grands et petits pectoraux, les dentelées, les scalènes postérieurs.

Dans cette cavité, et dans un ordre qui correspond à ses dimensions, est placé l'organe pulmonaire. Les poumons sont au nombre de deux, un droit et l'autre gauche ; chaque poumon est formé par des tuyaux aériens, qui sont des rameaux des bronches formées par la division de la trachée artère.

Chaque tuyau se termine dans un petit lobe d'une contexture spongieuse, assemblage de plusieurs cellules qui communiquent ensemble.

C'est dans les lobes qui sont unis les uns aux autres par le tissu cellulaire, que chaque tuyau ou ramification bronchique dépose la colonne d'air qui doit servir à la sanguification.

Les canaux aériens, le parenchyme pulmonaire, reçoivent des vaisseaux à sang rouge, à sang noir, des vaisseaux lymphatiques, des glandes et des nerfs, soit ganglioneux, soit de la vie animale. Le tissu cellulaire unit toutes ces parties, d'où résultent deux masses d'un volume presque égal.

Les plèvres, dont la texture est séreuse, revêtent toute la cavité de la poitrine, à laquelle elles adhèrent par du tissu cellulaire ; leur surface interne est libre, lisse et polie ; elles s'adossent, au milieu du thorax, vers la colonne vertébrale, se séparent pour former le médiastin qui reçoit le péricarde, le cœur, le thymus, l'œsophage, etc., se réunissent sous le sternum, reprennent des directions particulières, et se réfléchissent, l'une à droite, l'autre à gauche, pour embrasser chacune un poumon, auquel elle s'unit fortement par du tissu cellulaire, en conservant une de ses faces également libre, lisse et polie.

Fonctions de l'organe.

Vingt fois par minute, le diaphragme s'abaisse, les fibres qui sont courbes se contractent, en se redressant, elles descendent, vers l'abdomen, qu'elles dépriment, l'abdomen cède et fait saillie en avant, la poitrine s'agrandit en longueur du haut en bas, les muscles intercostaux se contractent, leurs fibres qui sont obliques se redressent, elles deviennent perpendiculaires aux côtes qu'elles écartent, la poitrine augmente de capacité suivant les diamètres transversaux, l'inspiration s'exécute par ce double mouvement. Douze, et, suivant quelques auteurs, trente à quarante pouces cubes d'air atmosphérique, pénètrent dans la poitrine ; par les ramifications des bronches, l'air est porté dans les lobules, où il se met en contact avec le sang noir qui afflue de toute part, conduit par les capillaires des artères pulmonaires. De grands phénomènes vont s'opérer, l'air atmosphérique qui a été porté dans les lobules, par le mouvement d'inspiration, contient dix-huit parties d'oxygène, quatre-vingts parties d'azote et deux parties d'acide carbonique.

Le sang noir qui, du ventricule droit du cœur, a été conduit dans les lobules aériens par les artères pulmonaires, se coagule avec lenteur, il contient du carbone en état d'acide fixe et ne jouit que de trente degrés de chaleur.

L'air s'est mis en contact avec le sang, leurs principes se sont combinés ; des composés nouveaux résultent de leur union, le sang, de noir qu'il était, est devenu vermeil, éclatant, léger, écumeux, plus concrescible, et sa température s'est élevée de deux degrés.

Le diaphragme cesse de se contracter, il remonte vers la poitrine, les muscles intercostaux se relâchent, les côtes se rapprochent, la poitrine diminue dans toutes ses dimensions, le mouvement d'expiration s'effectue, cinq parties d'oxygène, quatre-vingts parties d'azote, treize parties d'acide carbonique étaient, dans le sang veineux, sous une forme fixe, mais que l'augmentation du calorique résultant de l'oxydation du sang, délivrent de ses entraves en le rendant fluide aériforme, composent les matières expirées auxquelles se joignent, dans des proportions plus ou moins considérables, l'exhalation des surfaces bronchiques, de leurs innombrables divisions, et une substance aqueuse qui était délayée dans le sang veineux.

Le sang, riche de calorique et d'oxygène, passe dans les lobules aériens, dans les capillaires des veines pulmonaires, qui le transmettent à l'oreillette et au ventricule gauche du cœur, pour leur distribuer à toutes, avec les matériaux de la nutrition, l'excitement d'où dépendent la caloricité et tous les phénomènes qui perpétuent l'existence.

Bientôt le sang rouge s'altère par ses libéralités, il redevient noir en se chargeant d'acide carbonique ; il pénètrera les poumons pour y acquérir de nouveau les qualités qu'il a perdues : de la respiration dépend l'oxydation du sang, et cet oxyde sanguin est l'excitant nécessaire qui allume et entretient le flambeau de la vie.

Telle est l'importance des fonctions que remplit l'organe pulmonaire.

L'enfant, en quittant le sein de sa mère, doit respirer, pour se perpétuer dàns l'existence. Cette fonction est nécessairement liée au maintien de la vie, car, si elle est interrompue, la vie cesse. Rien ne peut suppléer les fonctions pulmonaires, rien ne peut remplacer l'air atmosphérique qui sert à la respiration.

Cet exposé rapide met à même d'apprécier cette vérité avancée par Sydenham : la cinquième partie de l'espèce humaine périt par la phthisie.

CHAPITRE III.

—

De la phthisie pulmonaire.

Le mot phthisie vient de φθινω ou φθοω, *je corromps*, ou de φθειρω, φθιω, *je flétris, je dessèche*; il exprime dans son acception générique et primitive, la maigreur excessive, le dépérissement successif de tous les organes; c'est dans cette acception qu'on a employé, le plus long-temps, le mot phthisie.

Plus tard, Pinel, dans sa *Nosographie phylosophique*, a donné ce nom à toute affection du poumon, se manifestant par les symptômes suivants: toux, difficulté de respirer, dépérissement progressif, fièvre hectique et quelquefois expectoration purulente.

Bayle a défini cette maladie: toute lésion du poumon qui, livrée à elle-même, produit une désorganisation progressive de ce viscère, à la suite de laquelle surviennent son ulcération et la mort.

Pour moi, la phthisie pulmonaire sera toute lésion du poumon, caractérisée par la présence de tubercules dans cet organe.

Les tubercules sont de petits corps étrangers à la substance du poumon, formés par les éléments organico-chimiques, qui vicient le sang et qui sont en excès dans ce liquide; ils croissent par juxta-position, ils sont blancs, jaunâtres et d'un aspect mat et ont la consistance du fromage. Ils varient pour le nombre et la grosseur : les moyens sont gros comme des fèves, les plus gros acquièrent le volume d'une noix, et les plus petits ressemblent à des grains de chenevis ou de millet. On les appelle tubercules enkistés, lorsqu'ils sont contenus dans une poche membraneuse, et tubercules non enkistés, quand ils sont continus avec le tissu de l'organe. Les derniers, une fois développés dans le tissu du poumon, l'altèrent plus ou moins profondément, se multiplient, augmentent de volume et compriment, en tous sens, la substance du poumon qu'ils désorganisent au point qu'on a beaucoup de peine à retrouver les traces de son organisation primitive.

Le poumon qui renferme des tubercules non enkistés, ressemble parfaitement à un arbre couvert de fruits, dont les uns seraient à peine formés, d'autres déjà colorés ou parfaitement mûrs, tandis que les autres seraient arrivés à divers degrés de maturité intermédiaire.

Les tubercules enkistés sont isolés et non continus avec le tissu du poumon : ils sont d'abord durs et prennent alors le nom de tubercules crus ; mais peu à peu le remollissement de la substance qui le compose a lieu du centre à la circonférence, jusqu'à ce qu'enfin il se vide dans les bronches et qu'il ne reste plus qu'une membrane accidentelle et mince, fournissant une sécrétion purulente.

CHAPITRE IV.

—

Causes de la phthisie pulmonaire.

Pour remonter à la cause des lésions d'un organe, il ne faut pas s'arrêter aux modifications de cet organe.

Souvent elle existe dans toute l'économie; ainsi nous avons vu la phthisie provenir d'un vice dartreux, syphilitique, scrophuleux, rhumatismal et de toute autre altération du sang, par un vice acquis ou héréditaire.

Outre les causes générales et habituelles, la phthisie reconnaît une foule de causes accidentelles et particulières. Je ne ferai que les indiquer, en m'arrêtant toutefois à quelques unes d'entre elles, qui, par leur gravité, méritent toute notre attention.

Parmi ces causes, je rangerai, en première ligne, les déperditions considérables, les évacuations immodérées, naturelles ou accidentelles, qui jettent l'économie animale dans un état prolongé de langueur et d'atonie, telles que l'allaitement chez les femmes délicates, les sueurs excessives, les diarrhées chroniques, les excès dans les plaisirs vénériens.

L'abus du coït et de la masturbation exerce sur les poumons une influence funeste, que l'anatomie et la physiologie expliquent d'une manière satisfaisante. En effet, quoi de plus connu et de plus évident que les sympathies qui existent entre l'appareil respiratoire et les organes de la génération ; qui ne sait que c'est à la même époque, à la puberté, qu'ils prennent un développement rapide et spontané, que la voix devient mâle chez l'homme, et que les individus des deux sexes deviennent propres à la reproduction ?

Personne n'ignore combien sont vifs, chez les malheureux phthisiques, les appétis vénériens, par suite de l'action stimulante des poumons malades sur les organes de la génération.

Qui ne connaît aussi l'action révulsive et salutaire des grossesses et des menstrues sur les poumons affectés de maladies chroniques.

Les suppressions d'évacuations habituelles sont.

aussi des causes fréquentes de phthisie. Ces évacuations sont sanguines, comme les métrorrhagies, les lochies, les hémorroïdes; séreuses, comme la transpiration cutanée, les leucorrhées anciennes, la diarrhée habituelle ou purulente, comme celles des anciens ulcères, des cautères, des fistules, etc.

Le costume grec, adopté sans les modifications qu'exigerait la différence des climats, est encore une des causes de cette effrayante maladie.

L'action prolongée d'un froid humide est aussi une condition propice à la formation des tubercules. Très rare dans les régions du nord, où le froid est excessif, et dans celles du midi, où la chaleur est sèche, ils se montrent plus fréquemment dans les contrées où des pluies continuelles rendent l'atmosphère humide et chargé de brouillards; il est même des pays, comme la Hollande, l'Angleterre, où la phthisie est endémique.

Le changement de climat, lorsqu'il a lieu d'un pays chaud dans une contrée froide, est aussi une cause très puissante de phthisie : les Nègres, qu'on transportait autrefois de l'Afrique dans l'Amérique du nord, périssaient presque tous de phthisie tuberculeuse.

On peut encore citer, parmi les causes de la phthisie, certains corps qui compriment fortement le thorax et déterminent des congestions pulmonaires : ce sont les maillots, les corsets trop serrés, et les professions qui exigent une forte pression sur les parois thoraciques.

Les impressions morales tristes, les fatigues intellectuelles, les veilles prolongées, l'exercice forcé des organes respiratoires, le chant, l'habitude de parler haut et long-temps en public, l'usage abusif des instruments à vent, certains médicaments portés dans l'estomac ou absorbés par le système circulatoire, tels que le mercure, l'iode, etc., sont aussi des causes puissantes de cette affection. Les maladies aiguës du poumon, les fluxions de poitrine, les hémoptysies ou crachements de sang, l'introduction dans les poumons, par la voie de la respiration, de vapeurs irritantes, peuvent également donner naissance à la phthisie pulmonaire.

CHAPITRE V.

—

Des signes ou symptômes de la phthisie.

Pour bien faire connaître le degré de curabilité de cette affection, les périodes où cette maladie peut être complètement guérie, nous la diviserons en trois périodes ou époques, et nous donnerons les signes ou symptômes propres à faire distinguer, entre elles, chacune de ces époques.

Première époque.

Les signes qui caractérisent l'invasion de cette máladie, sont : la langueur, l'aversion pour les moindres travaux, la tristesse habituelle, la difficulté de respirer, les maux de gorge, les rhumes de cerveau, les bâillements fréquents, une toux sèche qui semble occasionnée par la présence d'un corps étranger dans la poitrine, un état de relàchement et de flaccidité dans les muscles, une sensation de chaleur générale à la peau; les joues sont vermeilles, inégalement colorées et striées, les lèvres sont purpurines ; une douleur peu vive se fait sentir au sternum, entre les deux épaules, lorsqu'elle n'est point fixée dans l'un des côtés de la poitrine ; un léger mouvement fébrile se manifeste vers le soir ; le sommeil est interrompu par des rêves pénibles ; les urines sont claires et abondantes ; l'appétit se soutient et devient même plus grand qu'à l'ordinaire.

Cet état dure plus ou moins long-temps, il semble même parfois s'améliorer; mais cette amélioration n'est que trompeuse et passagère, car bientôt les accidents se développent de nouveau avec plus de force, et le malade entre dans la deuxième période de la maladie.

C'est dans cette période que la phthisie accidentelle conserve presque toujours le type de la maladie primitive qui l'a développée, et contre laquelle un praticien habile et expérimenté dirigera efficacement une partie de ses moyens médicaux.

Deuxième époque.

A cette deuxième époque de la maladie, les symptômes s'aggravent, la voix devient rauque et grêle; la dyspnée ou difficulté de respirer augmente; l'expectoration devient difficile, muqueuse, gluante ou sanguinolente; il y a souvent crachement d'un sang pur et vermeil; les crachats sont jaunes ou verdâtres, épais ou ressemblant à des blancs d'œufs; la toux devient plus opinâtre, elle augmente sensiblement la nuit, et surtout après le repas, elle est quelquefois si vive qu'elle fait rejeter les aliments qu'on a pris; les maux de gòrge deviennent plus intenses; le malade éprouve dans cette partie la sensation d'un charbon ardent, il arrive ordinairement que les glandes cervicales s'engorgent, durcissent et augmentent de volume; la chaleur de la peau devient mordicante, elle se fait sentir surtout à la plante des pieds et à la paume des mains. Des sueurs partielles ou générales inondent le malade pendant la nuit et le matin à son réveil; la fièvre hectique augmente, les urines deviennent rouges et plus rares; l'appétit se perd ou devient bizarre, on éprouve du dégoût pour les choses qu'on aimait le mieux ; le malade maigrit rapidement et marche vers sa consomption.

Troisième époque.

L'immortel Arétée nous a laissé un tableau véritablement hideux du dernier état du malheureux phthisique : alors tous les symptômes sont portés au dernier degré d'intensité ; les digestions sont gravement troublées, elles sont capricieuses; la fièvre devient continue ; le pouls est petit et faible, le marasme est complet ; les crachats sont purulents et d'une fétidité insupportable pour les malades eux-mêmes et pour ceux qui les entourent ; la poitrine est recouverte presque continuellement d'une sueur visqueuse et presque fétide ; des symptômes de scorbut se déclarent ; les urines sont très rares et rougeâtres ; les pieds, les mains, la face et les parties latérales de la poitrine sont quelquefois œdémateux; une hydropisie ascite même peut se déclarer; la diarrhée colliquative rebelle survient, et enfin la mort vient spontanément terminer les souffrances des infortunés poitrinaires, dont on a si bien dépeint les derniers moments en disant d'eux : *Antè mortem moriuntur.*

CHAPITRE VI.

Des signes fournis par l'auscultation et la percussion de la poitrine.

C'est dans l'examen attentif de la poitrine des malades, à l'aide du stéthoscope ou de l'oreille, qu'une longue habitude et une grande expérience deviennent nécessaires aux praticiens pour préciser avec la dernière exactitude la plus légère lésion de l'organe respiratoire.

La bienveillance et l'amitié de plusieurs grands maîtres, en mettant à ma disposition, dans les hôpitaux, un grand nombre de malades atteints de maladies de poitrine, m'ont permis de faire sur le diagnostic de ces affections de nombreuses expériences, qui ont donné à mes sens cette délicatesse et cette précision indispensables pour obtenir des résultats avantageux.

Pour mieux faire ressortir la différence des bruits

fournis par l'auscultation dans les diverses maladies de poitrine, je donnerai d'abord les caractères physiologiques de ces bruits, avant de passer aux caractères pathologiques.

Lorsque l'air pénètre dans les diverses parties des poumons, dans l'inspiration, et lorsqu'il en sort, en parcourant la route inverse dans l'expiration, on remarque deux bruits distincts : 1° le bruit inspiratoire dont le caractère propre est un souffle léger, pur et sans mélange d'aucun autre bruit accessoire ; 2° le bruit expiratoire qui a aussi pour caractère un souffle léger, mais plus continu et plus rapide que celui de l'inspiration.

La réunion de ces deux bruits s'appelle bruit respiratoire.

Le bruit respiratoire peut être augmenté, diminué ou totalement aboli.

Il est augmenté chaque fois que les cellules pulmonaires reçoivent plus d'air que de coutume : c'est ce qui arrive lorsqu'une partie d'un poumon cesse d'être perméable à l'air qui doit remplir sa cavité ; la partie restée saine se dilate alors plus complètement et donne le bruit de la respiration qu'on a nommé puérile, parce qu'on l'observe constamment à l'état normal chez les enfants, et quelquefois même chez les personnes nerveuses et les jeunes hystériques.

Il peut être diminué ou totalement aboli; il est diminué lorsqu'il y a dans les bronches quelque obstacle qui s'oppose à la libre pénétration de l'air, comme dans le catarrhe, ou lorsqu'une fausse membrane ou un épanchement s'interpose entre les poumons et les parois costales, comme dans la pleurésie, l'hydrothorax; il est encore diminué lorsqu'il y a un commencement de tuberculisation; enfin, il est aboli lorsque, par un travail inflammatoire, une infiltration tuberculeuse ou une cause quelconque, le tissu du poumon cesse d'être perméable à l'air.

Selon les modifications que le bruit respiratoire éprouve dans sa nature, on lui donne différents noms.

Ainsi on l'appelle bruit de souffle ou respiration bronchique, toutes les fois que l'air parcourt les tuyaux bronchiques sans pouvoir pénétrer dans les cellules pulmonaires qui ne sont plus perméables; la bronchophonie se manifeste dans le même cas. Ainsi lorsque le parenchyme du poumon est induré, dans la pneumonie arrivée à l'hépatisation, ces bruits s'entendent à la base, tandis que c'est principalement au sommet lorsqu'ils sont causés par des tubercules.

La respiration s'appelle caverneuse ou trachéale lorsque l'air, au lieu de pénétrer dans de petites cellules, entre dans des cavités plus grandes ; quand ces cavités renferment un liquide, on entend un gargouillement ; si ces bruits coïncident avec la pectoriloquie, on peut être sûr de l'existence des cavernes.

On appelle râle crépitant celui qui donne la sensation que fait le sel décrépitant par la chaleur, et qui a lieu surtout dans les engorgements des vésicules pulmonaires.

Râle muqueux, celui qui est dû au passage de l'air à travers les canaux bronchiques contenant de la mucosité ou du sang, comme dans les rhumes et dans les hémophtisies.

Râle sibilant, celui qui ressemble au bruit du vent s'insinuant à travers une fente étroite ; il est dû au passage de l'air à travers les tuyaux bronchiques rétrécis par quelques obstacles ; il se fait entendre surtout dans la bronchite, lorsqu'il y a turgescence de la membrane muqueuse des bronches.

On appelle enfin bruit de frottement, celui qui

est dû à la sécheresse ou aux productions morbides des parois de la plèvre; il suit les mouvements d'élévation et d'abaissement du thorax.

La percussion fournit des signes qui, bien que
moins utiles que ceux que donne l'auscultation,
n'en méritent moins une étude particulière.

Le son que l'on obtient par la percussion de
la poitrine, offre trois caractères principaux ; il
peut être clair, tympanique, ou mat.

Le son clair s'obtient sur toute la surface de la
poitrine à l'état sain, excepté sur les régions du
cœur, du foie, où l'on entend un son mat par une
percussion un peu forte, et sur la région de l'estomac qui donne un son tympanique.

Le son tympanique peu avoir lieu partout où le
tissu du poumon est devenu plus perméable à l'air
comme dans l'emphysème, ou lorsqu'il y a de l'air
entre la surface des poumons et la paroi costale,
comme dans le pneumothorax.

Le son mat, qui est aussi le plus important à
étudier, aura lieu toutes les fois qu'un corps liquide ou solide pénétrera dans le parenchyme pulmonaire, ou sera interposé entre les poumons et
les parois costales, comme dans les épanchements
et les fausses membranes.

La matité dans la pneumonie arrive par degré; elle est rarement complète, à moins qu'il n'y ait hépatisation. Celle qui accompagne les tubercules crus est située près de la superficie des poumons et s'observe le plus souvent à leur sommet.

Dans les épanchements pleurétiques, quelle que soit leur nature, la matité occupera la partie la plus déclive, et sera d'autant plus marquée qu'on l'observera plus inférieurement.

En rapprochant les bruits fournis par ces deux moyens d'investigation, et les comparant entre eux, on arrive, mais seulement par une longue pratique, à diagnostiquer avec sûreté et précision les diverses affections de l'organe respiratoire. Ainsi, dans le catarrhe pulmonaire, le bruit respiratoire peut souvent être supprimé dans une grande étendue, et la percussion, en donnant un son naturel, empêchera de confondre cette affection avec les épanchements et autres maladies qui ont aussi pour caractère la suppression du bruit respiratoire.

CHAPITRE VII.

Du pronostic de la phthisie pulmonaire.

Les anciens considéraient la phthisie comme mortelle dans tous les cas.

Les modernes sont divisés d'opinions sur ce sujet : quelques uns pensent que la phthisie est souvent vaincue par les efforts de l'art ; tandis que d'autres, tout en admettant qu'elle cède souvent aux forces médicatrices de la nature, la croient cependant au dessus des ressources thérapeutiques.

Si l'on fait attention à ce que les observations les plus authentiques nous assurent, que le cœur a souvent été percé par les instruments les plus variés, que son tissu a retenu beaucoup de corps étrangers impunément ; qu'on a trouvé des balles, des pointes d'instruments perforants, des productions morbides dans le cerveau d'individus qui ont succombé à d'autres maladies long-temps après les accidents ; et que quelques malades ont survécu à des opérations chirurgicales où l'on avait coupé des tranches de cet organe et où son tissu avait été atteint par des esquilles qui ont nécessité la trépanation ; que le poumon a été excisé profondément dans des hernies de cet organe, ou perforé dans les blessures pénétrantes de la poitrine, ou traversé enfin par des balles sans que la mort des malades s'en suivît, on ne pourra se refuser de croire à la guérison de la phthisie, surtout lorsqu'elle est accidentelle.

Je suis convaincu, malgré l'opinion de quelques auteurs célèbres, que cette maladie cède souvent à une thérapeutique et à un traitement convenables, que la connaissance exacte des causes originaires de cette affection peut seule faire connaître.

En général, la phthisie pulmonaire est d'autant plus curable qu'elle est plus éloignée de la troisième époque ; mais alors, quoique la désorganisation soit complète, si elle ne s'étend qu'à une partie de l'organe, pourquoi ne se servirait-on pas d'agents médicaux qui puissent, en détergeant les cavernes, en amener la cicatrisation et ne simulerait-on pas ainsi les moyens que la nature a employés avec un résultat si heureux dans pareil cas ; car, tout le monde sait, qu'à l'ouverture de cadavres d'individus morts d'une autre maladie, on a retrouvé souvent des cavernes complètement cicatrisées.

CHAPITRE VIII.

Du traitement préservatif ou hygiénique de la phthisie pulmonaire.

Le traitement préservatif ae la phthisie pulmonaire doit être hygiénique et pharmaceutique.

Le traitement hygiénique est d'une importance majeure dans toutes les périodes de la phthisie pulmonaire ; puisque sans lui on ne saurait espérer aucune amélioration des moyens thérapeutiques les mieux combinés. Il devra commencer de bonne heure, quand il s'agira d'arracher un enfant au fléau destructeur de sa famille ; puisque la phthisie héréditaire est, de toutes, la plus meurtrière et la plus redoutable.

Ce traitement s'étend à tous les agents hygiéniques dont nous sommes entourés, et dont l'influence est de tous les instants.

Ainsi l'habitation, les vêtements, l'alimentation, le climat, les professions et les exercices physiques et intellectuels, formeront les principales divisions de ce chapitre.

De l'habitation.

L'influence de l'habitation sur la production de la phthisie pulmonaire ne saurait être contestée; j'ai fait voir, dans les considérations générales placées à la tête de cet ouvrage, combien l'humidité est funeste aux malheureux phthisiques, puisque seule elle suffit pour développer cette terrible affection; en conséquence, je conseille aux phthisiques ou à ceux qui y sont prédisposés, un logement bien aéré, exposé aux rayons bienfaisants du soleil et à l'abri des vents du nord et nord-ouest; leur habitation sera placée sur une montagne de moyenne élévation, ouverte à la lumière; elle ne sera pas dominée par des arbres touffus qui pourraient l'intercepter.

Lorsque la phthisie n'est encore qu'au début, à sa période d'incubation, je conseille aux malades de quitter immédiatement les grandes villes, les vallées froides et humides, pour s'exposer aux vents libres des montagnes, dont l'action excitante sur les tubercules récents peut en favoriser la résolution. Si, au contraire, la phthisie est arrivée à sa troisième période, un air trop vif activerait les progrès du mal. Il faut, dans ce cas, préférer les climats chauds et secs; quelques auteurs ont même prétendu que l'habitation des vallées humides et marécageuses étaient favorables à cette période, parce qu'ils avaient remarqué que cette maladie est très rare dans les pays où les fièvres intermittentes sont fréquentes.

De l'alimentation.

Si l'on se rappelle le rôle que joue la nutrition dans la production des tubercules pulmonaires, son influence sur le développement des organes et l'énergie de leurs fonctions, on concevra facilement l'immense importance qu'elle doit avoir dans le traitement des affections tuberculeuses.

Les médecins du jour conseillent généralement une alimentation végétale, modérément nutritive, de facile digestion, la diète lactée, et quelquefois même la diète absolue. Je ne sais pourquoi et sur quelles données ils s'appuient, pour faire à leurs malades de pareilles prescriptions ; mais voici sur quoi je me fonde pour les croire contraires : l'alimentation végétale rend chez les animaux herbivores la phthisie très fréquente ; elle entretient les organes dans un état de faiblesse qui est très favorable au développement des tubercules ; elle fait prédominer la partie séreuse du sang, qui s'exhale d'autant plus facilement qu'elle est plus abondante ; enfin, la saine observation a fait proscrire l'alimentation végétale chez les scrofuleux, qui deviennent si souvent phthisiques : parmi les victimes que fait cette cruelle maladie, le plus grand nombre n'ayant dû son développement qu'à une nourriture insuffisante ou mauvaise.

Les substances animales sont plus nutritives que les substances végétales ; elles contiennent, sous un petit volume, une plus grande quantité d'éléments nutritifs propres à réparer les pertes continuelles de l'économie ; aussi le conduit digestif du carnivore est-il moins long que celui des herbivores, qui ont besoin de faire subir aux substances végétales une longue élaboration.

Les aliments tirés du règne animal diffèrent entre eux, soit pour l'âge, soit par l'espèce des individus.

La chair des herbivores est généralement préférée à celle des carnivores, bien que cette dernière ne soit ni moins agréable ni moins nutritive. Après les mammifères, viennent les oiseaux, les reptiles et les poissons, qui nous offrent une substance moins riche et des éléments moins réparateurs.

La bonne santé dont jouissent les bouchers, les équarrisseurs, et en général tous ceux qui vivent au milieu des matières animales, la rareté de la phthisie chez ces individus me déterminerait à conseiller l'air de boucheries, la nutrition se faisant aussi par la surface interne du poumon, les molécules animales qui se trouvent dans l'air sont en quelque sorte digérées par cet organe comme par l'estomac. Ce moyen, employé en même temps qu'une nourriture tirée du règne animal, est bien propre à faire prédominer le système sanguin et à diminuer conséquemment les chances de tubercules.

Les substances végétales, quoique nutritives à un degré bien inférieur, le sont d'autant plus qu'elles renferment plus d'azote, d'albumine et de fécules. Les végétaux les plus nutritifs sont les graines des céréales, des légumineuses, et quelques plantes bulbeuses. Leurs préparations seront utilement associées aux substances animales pour fortifier les sujets épuisés.

Ces considérations amènent naturellement à conclure que le régime végétal est moins favorable aux phthisiques que le régime animal. La chair des animaux doit donc former la base de leur alimentation, car il importe surtout chez eux de faire prédominer la fibrine et les globules sanguins sur l'eau, la lymphe et l'albumine. L'homme de l'art devra, avant tout, prendre en considération l'état de l'estomac, sa faiblesse ou sa susceptibilité; car il arrive souvent qu'il s'oppose au succès d'une alimentation fortifiante, et que ce n'est qu'après l'avoir mis en état de la supporter, qu'on peut y avoir recours.

Des vêtements.

Les vêtements sont pour tous un objet de première nécessité : leur but est de soustraire le corps

à l'influence du froid et des variations de la température.

Les vêtements ne doivent être ni trop larges,
ni trop étroits; trop larges, ils ne maintiennent pas
le corps et peuvent lui laisser prendre des attitudes
vicieuses ; trop étroits, ou trop serrés, comme les
corsets, chez les personnes qui en font usage, ils
gênent la respiration, la circulation et la digestion
elle-même, et peuvent favoriser le développement
des tubercules. Ils sont surtout nuisibles à l'âge
où le corps prend son accroissement, car ils empê-
chent le développement de la poitrine et favorisent
des congestions toujours dangereuses.

Les vêtements sont surtout essentiels pour entretenir la chaleur du corps, le mettre à l'abri des
effets funestes des variations brusques de la température, et pour entretenir les fonctions cutanées. S'il est utile de se couvrir pour se soustraire
à l'influence des agents extérieurs, il ne faut pas
non plus, surtout chez l'enfant, exciter par des
couvertures trop épaisses une abondante sueur,
qui, en amollissant sa peau, peut le rendre sensible
au moindre refroidissement, et le disposer à une
foule de maladies. Ainsi, en proscrivant l'usage
du maillot, on laissera l'enfant libre de ses mou-

vements, et on ne craindra pas de l'exposer fréquemment à l'air; car ce n'est pas tant le froid qu'il faut redouter, qu'un refroidissement subit au moment où la peau est ouverte à la transpiration, car un grand nombre de graves affections ne reconnaissent pas d'autres causes.

Les vêtements doivent varier selon le climat et la température des saisons. Dans les pays et les saisons où la température est très élevée et uniforme, on doit, afin de favoriser la libre circulation de l'air, porter des vêtements très larges de toile ou de coton; mais si les changements sont fréquents, si des vents froids et humides succèdent tout à coup à une grande chaleur, il faut alors adopter les tissus de laine, qui s'opposent à la déperdition de notre chaleur propre, et n'absorbent pas celle du dehors, parce qu'ils sont mauvais conducteurs du calorique.

Les vêtements doivent alors être plus étroits, afin de ne pas livrer passage à un air froid et glacé.

Les personnes atteintes de phthisie, ou celles qui y sont prédisposées, doivent se couvrir de flanelle de la tête aux pieds, et dans toutes les saisons; changer de vêtements aussitôt que ceux qu'elles portent seront mouillés par la sueur et la transpiration. Elles doivent éviter, avec le plus grand soin, le froid et l'humidité, surtout des pieds, et ne se découvrir que lorsque la chaleur est définitivement fixée, et qu'elles n'auront plus à redouter les perturbations atmosphériques.

Des climats.

Le climat le plus favorable aux phthisiques est celui où la température est la plus uniforme, où le thermomètre subit le moins de variation : la phthisie se développe en raison directe de l'abaissement de la température, et en raison inverse de son élevation ; mais sa fréquence est plus en proportion de ses variations brusques ou irrégulières, qu'en proportion de son degré. Néanmoins, si le malade se trouvait dans un lieu où la température est basse, où le froid et l'humidité, en s'opposant à l'évaporation de la transpiration cutanée, déterminent des congestions vers les organes intérieurs, il serait indispensable de le faire changer de climat. On conseille généralement celui de l'Italie ; mais il y a certaines contrées de ce pays, telles que Gênes et Naples, qui, malgré leur réputation, sont préjudiciables aux phthisiques, à cause des variations de la température. Le climat de Rome, par sa température égale et uniforme, leur est plus favorable ; ils peuvent y passer l'hiver avec beaucoup d'avantage.

Le séjour de l'île de Madère a une grande influence sur la santé des personnes menacées de tubercules pulmonaires : pendant l'été, la chaleur y est moins élévée qu'en Italie, et, pendant l'hiver, la température y est beaucoup moins froide et surtout moins variable. Pour fixer l'opinion sur l'influence du séjour de cette île dans la phthisie commençante, je tracerai le tableau suivant.

Malades envoyés à l'île de Madère.

Nombre de cas de phthisie commençante, 70.

Individus soulagés à leur départ de l'île et dont on a eu ultérieurement de bonnes nouvelles.   52

Individus soulagés, mais perdus de vue.   10

Individus morts depuis..............   8

Total........   70

Ce résultat suffit pour prouver tout le parti qu'on peut tirer de l'habitation de certains pays chauds dans les phthisies commençantes. Tout le monde sait, du reste, qu'en France même, la marche de la phthisie est suspendue, en quelque sorte, pendant les chaleurs de l'été.

Quant à l'air le plus convenable dans le cours des deux premières périodes de cette maladie, et à son début, c'est celui qui remplit les deux conditions de sec et de chaud, parce qu'il peut se charger facilement des vapeurs qui s'exhalent de la surface muqueuse pulmonaire, et qu'il facilite l'accomplissement des fonctions de la peau. On a donné tour à tour la préférence à l'air des bois des montagnes. Laennec a vanté l'air des bords de la mer, mais on n'a pas obtenu de bons effets de ce dernier, à cause de sa température beaucoup trop basse, de l'humidité qu'il contient nécessairement et de la fréquence des vents froids de la mer.

L'expérience a prouvé que le changement de lieu, le déplacement, les changements de climats, sont très avantageux dans les maladies chroniques. Les voyages, dit le docteur Fournet, seront d'autant plus avantageux, que la maladie (phthisie pulmonaire) sera à une époque plus rapprochée de son début. Indépendamment de la considération du moment du changement de climat, les voyages,

considérés d'une manière générale, ont de grands
avantages pour les personnes menacées de phthisie,
ou atteintes du premier degré de cette effection ; ils
font une heureuse diversion dans la vie morale
et physique des personnes : en voyage, le changement fréquent de sensation ranime à chaque moment et aiguillonne les fonctions du système nerveux ; attiré à l'extérieur par la variété des objets
qui se succèdent, la réflexion se déploie sur ces
objets, elle prend leur teinte gaie, leur caractère
mobile ; la sensibilité du malade renaît aux dou-
ceurs de la vie ; une salutaire activité se répand
dans tout son être ; chaque fonction prend sa part
de cette heureuse stimulation ; l'estomac est moins
difficile sur le choix des aliments ; l'assimilation
est plus complète et plus facile ; les organes respiratoires supportent un air plus pur et plus
varié dans sa température ; la respiration semble
se faire mieux ; la circulation s'active par l'exercice ; la légère fatigue du jour rend plus profond
le sommeil de la nuit. Mais les voyages ne doivent
être entrepris que dans la saison d'été, au moins
dans nos climats, et on ne doit pas oublier qu'ils ne
peuvent être salutaires qu'à la condition de s'entou-
rer de tous les soins d'hygiène que j'indique dans

les chapitres qui précèdent. Malheureusement il n'y a que les personnes riches qui puissent user de ce moyen. L'observation et l'expérience mettent à peu près au même rang d'utilité, les voyages par terre et par mer : M. le docteur Dujat a insisté sur les avantages de la navigation, dans le cas qui nous occupe.

La plupart des auteurs modernes ont cité à l'envi les beaux résultats qu'a donné la navigation dans la phthisie pulmonaire ; M. Dubled, médecin à l'embouchure de l'Orne, cite l'exemple d'un ouvrier atteint d'une phthisie avancée, qui n'a dû son salut qu'à une navigation de plusieurs années. M. le docteur Foville s'est guéri d'une maladie grave de la poitrine, par un voyage qu'il a entrepris sur le vaisseau commandé par M. le prince de Joinville. D'après mes conseils, M. le marquis de G...., phthisique au premier degré, se décida à entreprendre un voyage sur mer. Il partit pour la Guadeloupe au mois de mai 1843 ; son état s'améliora dès le premier jour de son embarquement ; il reprit des forces et de l'embonpoint, tous les symptômes de la maladie disparurent, et depuis dix mois qu'il est de retour, sa santé s'est toujours maintenue dans un état à peu près parfait. Enfin, le séjour dans les climats chauds, l'exercice et les voyages, tant sur terre que sur mer, ont toujours procuré d'heureux résultats dans la première période de la phthisie, ou quand il n'y avait encore que prédisposition, et leur action a puissamment favorisé le traitement dans une période plus avancée de cette terrible maladie.

Des professions.

Si l'inaction est nuisible à l'homme, si l'existence sédentaire est une cause permanente de maladie; s'il faut nécessairement lui donner, dans toutes les conditions où il se trouve placé, les moyens d'exercer ses membres et ses facultés, l'excès des travaux physiques et intellectuels peut aussi amener une foule d'affections graves et concourir au développement de la phthisie pulmonaire. Il en est de même de certaines professions qui fatiguent la poitrine, soit par la pression qu'on est forcé d'exercer sur elle, comme dans le travail de bureaux, chez le tourneur et le lapidaire, soit par la poussière minérale, végétale ou animale que respire presque continuellement le tailleur de pierre, le maçon, le menuisier, les cardeurs de laine, les brossiers ; aussi ces diverses professions fournissent-elles un grand nombre de phthisiques ; peut-être serait-il possible, en faisant porter des masques à ceux qui sont forcés de respirer un air chargé de molécules étrangères, ou en assainissant et renouvellant souvent l'air des ateliers, de diminuer les ravages de cette affection parmi les classes laborieuses.

Ceux qui sont prédisposés à la phthisie par hérédité, doivent fuir le séjour meurtrier des grandes villes, habiter la campagne et s'occuper des travaux champêtres ; le pauvre se fera marin, car l'utilité des voyages sur mer soit pour prévenir le développement des tubercules, soit pour en faciliter la résorption, est maintenant incontestable d'après les nombreuses expériences que j'ai faites moi-même, et celles de plusieurs de mes confrères.

En un mot, les professions ne devront pas retenir les individus trop long-temps renfermés dans les habitations ; ils devront prendre l'air à des heures données, et faire le plus souvent possible des promenades à la campagne.

Traitement pharmaceutique.

Le traitement pharmaceutique, chez les sujets prédisposés à la phthisie pulmonaire, a pour but de modifier la constitution tuberculeuse.

L'élément qui doit donner lieu au développement des tubercules existant dans le sang, il est facile de se convaincre que c'est en détruisant le principe morbide qu'on s'opposera à ses effets consécutifs.

Outre les moyens hygiéniques développés plus haut, je soumets les sujets à l'usage de l'eau végétale dissolvante au premier degré; cette eau agit sur le système sanguin, le purifie, détruit la matière destinée à former les tubercules, et prévient son dépôt ultérieur dans les organes pulmo-naires.

Un purgatif doux et léger, répété tous les huit jours, tout en entretenant la liberté du ventre, rend aussi les digestions plus faciles et l'absorption de la substance nutritive plus complète.

Tels sont les moyens que j'oppose avec un succès constant à l'invasion de la phthisie, chez les personnes qui y sont prédisposées.

Afin de rendre plus clair et de me mettre à la portée de tous mes lecteurs, je donnerai un résumé méthodique et concis des moyens préservatifs que j'emploie dans la phthisie à l'état latent chez les sujets qui sont prédisposés à cette terrible affection.

Je leur conseille : 1° de prendre quatre à cinq cuillerées à bouche, tous les jours, le matin, dans la journée et le soir, d'eau végétale dissolvante, et de continuer cet usage pendant deux ou trois mois, selon la force du sujet, sa constitution et son tempérament.

2° Ils prendront, tous les huit jours, une once de manne en larmes, qu'ils feront fondre au bain-marie dans une tasse de lait coupé avec moitié d'eau, boiront d'un seul trait cette solution, et de temps en temps quelques tasses de bouillon de veau, ou aux herbes, pour favoriser son effet purgatif.

3° Leur nourriture sera succulente et presque entièrement composée de potages gras, au vermicelle, au tapioka ; de viandes rouges rôties ; de fruits bien mûrs fondants et mucilagineux, tels que les fraises, les framboises, les pêches au vin sucré ; ils boiront à leur repas du vin vieux de Bordeaux pur ou coupé avec de l'eau de Seltz gazeuse.

4° Ils s'abstiendront de café, de thé, de liqueurs et eau-de-vie; ne mangeront jamais de fruits verts, ni salades, ni légumes venteux, tels que pois, fèves et haricots.

5° Ils prendront tous les jours de l'exercice en plein air et à la campagne ; la chasse, l'équitation leur sont très favorables.

6° Ils habiteront un appartement exposé au midi, et presque constamment sous l'influence des rayons bienfaisants du soleil.

7° Ils porteront des caleçons, des gilets de flanelle d'Angleterre, seront toujours parfaitement couverts ; éviteront toutes les transitions brusques du chaud au froid *et vice versâ ;* changeront de vêtements toutes les fois que ceux qu'ils porteront seront mouillés par la pluie ou la sueur ; l'usage des sabots et des chaussons fourrés pourra leur être très utile en prévenant le froid des pieds et les rhumes qui sont la conséquence fréquente du refroidissement de cette partie.

8° Ils voyageront, si c'est possible, autant qu'ils le pourront ; n'hésiteront pas à changer de profession, si celle qu'ils exercent est une de celles qui produisent ou prédisposent à l'affection qui nous occupent.

9° Enfin, ils éviteront tous les excès dont j'ai donné les détails dans l'article des causes de cette maladie.

CHAPITRE IX.

—

Du traitement curatif de la phthisie pulmonaire.

Les moyens curatifs diffèrent beaucoup suivant leur manière d'agir, et doivent être pour cette raison distingués en ceux qui n'ont qu'une action éloignée sur les poumons et ceux qui ont une action directe sur cet organe.

J'appellerai les premiers moyens indirects et les seconds moyens directs.

Les moyens indirects consistent dans les saignées, les révulsifs, les dérivatifs, et le régime.

Les saignées préconisées par tant de médecins dans la phthisie pulmonaire, non seulement sont inutiles, mais elles sont dangereuses dans cette affection; la faiblesse, qui l'accompagne toujours, est augmentée par la soustraction de l'élément réparateur, et la position du malade est toujours rendue plus fâcheuse.

Les révulsifs et les dérivatifs, au contraire, peuvent rendre de grands services et favoriser la médication principale. Je me sers avec un avantage marqué, dans certaines circonstances, de sinapismes, de pédiluves et de manuluves sinapisés; d'emplâtres révulsifs qui stimulent la peau sans l'irriter : ces emplâtres s'appliquent sur l'endroit le plus douloureux. Ce sont les mêmes qu'emploient de célèbres médecins, mais j'en ai modifié la formule en y ajoutant des substances calmantes, telles que la belladone, la digitale, et je préviens par là les souffrances trop vives qu'ils pourraient occasionner chez les malheureux malades.

Je prescris aussi sur la peau des frictions sèches et aromatiques, afin de faciliter ses fonctions, et par des purgatifs doux et répétés, j'opère sur les intestins une révulsion légère et toujours utile ; si j'emploie des révulsifs légers, je ne me sers jamais de ces moyens barbares, qu'on appelle cautères, sétons, moxas, dont les malades sont si souvent les martyrs; que veut-on qu'ils produisent même sur les parois de la poitrine, surtout alors que la désorganisation du poumon est avancée.

Le régime se compose de l'alimentation, de l'habitation, de la température, de l'air qui doit être respiré, et des habitudes des malades; je ne reviendrai pas sur ces moyens, les ayant déjà suffisammment développés dans le chapitre précédent.

Les moyens directs, peu employés en comparaison des autres, sont les seuls sur lesquels on puisse compter pour la guérison radicale de la phthisie.

Ces moyens comprennent les qualités que l'on peut donner soit à l'air atmosphérique, soit à tous les corps, à l'état de vapeur, susceptibles d'agir sur les poumons dans l'inspiration, et tous les agents thérapeutiques qui y sont portés par l'intermédiaire du sang.

Les qualités de l'air peuvent être variées à l'infini par le dégagement des vapeurs; celles dont j'ai obtenu le plus de succès, ce sont des vapeurs résineuses balsamiques, que je fais dégager dans la chambre du malade, en projetant sur des charbons ardents, trois ou quatre fois dans la journée, une pincée d'une poudre fumigatoire composée de benjoin, de baume de Tolu et d'autres substances résineuses et aromatiques. Les bons effets que j'obtiens journellement de l'emploi intérieur des substances résineuses, comme résolutives, me font recommander l'usage de leurs vapeurs pour favoriser l'absorption des tubercules. Ne sait-on pas que leur résolution est fréquente, et qu'il n'est pas un praticien qui n'ait trouvé, plusieurs fois, chez quelques uns de ses malades, des symptômes de tubercules qui, sans avoir été éliminés par les crachats, ont cependant fini par disparaître. Afin d'arriver à ce résultat, on a aussi conseillé les vapeurs éthérées, sulfureuses, l'air des étables, des mines de charbon de terre, de respirer certains gaz, tels que l'oxygène, l'hydrogène, l'acide carbonique, le chlore. Parmi ces substances, les vapeurs éthérées et sulfureuses m'ont paru avantageuses dans quelques cas; l'air des étables, par l'ammoniaque qui s'y dégage, peut encore produire quelquefois de bons effets. Quant à l'hydrogène, à l'acide carbonique, de quelle manière pourraient-ils être utiles? Est-ce qu'ils favoriseraient l'acte de l'hématose ? Je ne le pense pas, et n'ai pas même voulu les essayer ; car je regarde l'air des mines de charbon, où ces deux gaz se dégagent en assez grande quantité, comme très malfaisant, à en juger par le grand nombre de phthisiques qu'on voit parmi les mineurs, ce qui tient probablement aussi à l'obscurité, à la température froide et l'humidité qui sont inséparables de leurs travaux.

Le chlore qu'on a tant prôné, il y quelques années, comme le remède par excellence de la phthisie, a été long-temps l'objet de mes recherches. Voici les résultats qu'il m'a donnés : je l'ai vu provoquer chez les individus qui le respiraient, de la toux, des crachements de sang, quand ce gaz était impur et à l'état sec, tel enfin qu'il se dégage dans les laboratoires de chimie ; mais je puis assurer que parfaitement pur et mêlé à une grande quantité de vapeurs aqueuses, il n'a plus cette action délétère, il facilite au contraire, quelquefois et dans certaines conditions données, le jeu des organes respiratoires, qu'il ramène à son rhythme normal. Ce moyen, comme on le voit, peut encore être utile, et j'y ai recours moi-même, dans des cas de dyspnée nerveuse, avec beaucoup d'avantages.

La grande analogie qui existe entre les tubercules pulmonaires et les indurations scrofuleuses, les guérisons bien constatées de scrofules par l'iode m'ont fait tenter les préparations iodurées dans la phthisie. Voici la forme sous laquelle j'administre ces moyens : je dégage dans la chambre du malade des vapeurs d'iode en faisant chauffer, pendant un quart d'heure, ce corps dans une fiole à large ouverture; je répète trois ou quatre fois par jour ce dégagement de vapeurs, et j'en augmente graduellement la quantité. Je prescris aussi les inspirations d'une solution d'hydriodate de potasse; les molécules de ce sel, entraînées avec la vapeur d'eau, comme les vapeurs d'iode avec l'air, jusque sur la membrane muqueuse pulmonaire, y produisent quelquefois l'effet qu'elles exercent à travers les téguments, sur les tumeurs strumeuses et les goîtres.

Les moyens qui agissent sur les tubercules, par l'intermédiaire du sang, sont encore ignorés de la plupart des médecins; on a tour à tour employé pour arriver à ce résultat, et l'émétique, si vanté par Stoll, Lanthois, etc., et la digitale dont les

Anglais ont été les plus grands partisans. Si ces deux médicaments énergiques sont très utiles, quand il s'agit de modérer la circulation du sang, de faciliter la respiration et de reposer les organes pulmonaires, ils deviennent nuls quand il s'agit de dissoudre la matière tuberculeuse, et dangereuse dans les dernières périodes de la maladie.

La chimie, en effet, ne nous apprend-elle pas qu'ils n'ont point une action dissolvante? Pourquoi dès lors demander à un agent thérapeutique des propriétés qui ne sont point inhérentes à sa nature. Je rendrai néanmoins justice à leurs louables intentions, et je déclare qu'ils ont rendu service à la science, parce qu'ils ont marché dans la voie du progrès, et qu'ils ont en quelque sorte indiqué le but à leurs successeurs ; ils avaient vu, comme moi, que les tubercules n'étaient dus qu'à un principe morbide que le sang dépose dans les poumons, et avaient compris que c'était sur ce principe surtout que devaient être dirigés leurs agents thérapeutiques; mais il ne leur a point été donné de découvrir cet agent si précieux. Ce médicament existe cependant; la nature, cette bonne mère, ne nous a point envoyé un fléau aussi destructeur, sans mettre à notre portée le moyen de prévenir ses ravages ; ce médicament fait la base de notre eau végétale dissolvante, dont nous avons formé trois degrés, pour que son application s'adapte aux trois époques de la maladie. L'eau végétale dissolvante au premier degré, détruit le vice tuberculeux et prévient la formation des tubercules ; l'eau végétale dissolvante, au second et au troisième degré, dissout les tubercules dans les poumons, et en purifiant le sang, elle s'oppose à la formation de nouveaux tubercules ; chose bien essentielle, car cette formation incessante, tant que la matière primitive existe dans le sang, est une des causes principales de la gravité de cette maladie. Je fais prendre l'eau dissolvante, au premier, second ou troisième degré de force, selon le tempérament du malade et la période de la maladie, par cuillerée à bouche ; savoir : trois le premier jour, le matin à jeun ; je fais mettre une demi-heure d'intervalle entre chaque cuillerée et j'augmente d'une cuillerée tous les jours jusqu'à ce qu'on soit arrivé à en prendre 12 à 15 cuillerées à bouche par 24 heures, si la tolérance est bien établie. L'eau végétale dissolvante ainsi employée m'a procuré et me procure tous les jours des guérisons inespérées dans des cas où tous les autres moyens connus avaient complètement échoué.

J'ai eu quelquefois recours à une solution de proto-iodure de fer, à la dose de 15 gouttes dans une potion gommeuse; j'en ai obtenu quelquefois de bons résultats, à cause de ses propriétés toniques et astringentes.

Je me suis servi aussi de l'huile de foie de morue, à l'instar de M. Péreyra, médecin de l'hôpital Saint-André de Bordeaux; mais je n'en ai constaté les bons effets que dans les cas de phthisie scrofuleuse ou compliquée de rachitisme, où il y avait un ramollissement marqué du système osseux.

Enfin, j'ai eu à me louer quelquefois de l'emploi des pilules suivantes :

P. Tartrate d'antimoine et de potasse, 10 centigrammes;

Extrait d'opium, 20 idem;

Extrait alcoolique de digitale, 1 gramme;

Extrait de belladone, 40 centigrammes;

Gomme arabique, 1 gramme.

Faites, selon l'art, une masse que vous diviserez en trente pilules.

Je fais prendre une de ces pilules pendant les

deux premiers jours, deux pendant les jours suivants, et j'augmente ainsi tous les deux jours
d'une pilule, jusqu'à ce qu'on soit parvenu à en
prendre cinq par 24 heures; savoir : deux le
matin à jeun, une vers le milieu du jour, et deux
le soir en se couchant.

Je joins à ces moyens l'usage des tisanes amères et toniques de quinquina, de gentiane, de
petite centaurée coupée avec du petit lait, ou les
sucs de cresson et de chicorée, selon les espèces
de phthisie; une nourriture presque exclusivement animale, viandes rouges rôties; la gelée de
lichen et le vin de Bordeaux. Mais le moyen dont
j'obtiens le plus de succès dans les deux premières périodes de la phthisie, c'est l'usage long-
temps continué de mon eau minérale, que je fais
prendre indistinctement à tous mes malades.

Voilà mon traitement général, sauf quelques
modifications nécessitées par le tempérament du
malade, la cause primitive de l'affection, et l'époque plus ou moins avancée de la maladie.

Je répéterai ici que ma méthode ne consiste
pas seulement dans l'emploi de mon eau végétale dissolvante et des autres médicaments indiqués dans le cours de cet ouvrage, mais dans un

ensemble de moyens généraux et locaux qui varient suivant les causes spéciales qui ont amené la phthisie.

Mon traitement, comme on le voit, est à la fois général et local.

Dans le traitement général, je prescris toujours l'eau végétale dissolvante, dans le but de régénérer le sang et de faire disparaître l'élément morbide, cause première de la maladie ; et dans le traitement local je varie les médicaments suivant les circonstances, et je les dirige contre les effets et les symptômes produits par le virus localisé.

Voici les moyens que j'oppose à quelques symptômes dont l'intensité aggrave l'affection principale et entrave les effets des moyens curatifs.

Pour calmer la toux, je me sers souvent, soit des pilules balsamiques de Morton que j'ai modifiées, soit de l'acide cyanhydrique officinal à la dose de 10 à 15 gouttes dans une potion de 200 grammes.

Quand ces moyens sont impuissants, je les remplace par les pilules suivantes :

P. Beurre de cacao, 1 gramme ;

Extrait de jusquiame, 1 décigramme ;

Extrait de belladone, 1 idem ;

Hydrochlorate de morphine, 5 centigrammes.

Faites dix pilules; on en prend jusqu'à trois dans la soirée, en mettant une demi-heure d'intervalle entre la prise de chaque pilule.

Ces pilules m'ont toujours réussi, et j'en recommande l'emploi à mes confrères, toutes les fois qu'ils auront à calmer une toux opiniâtre.

S'il survient dans le cours du traitement une hémoptysie, ou crachement de sang, plus ou moins abondant qui effraie le malade, je lui fais prendre tous les jours, deux des bols suivants.

P. Extrait de ratanhia, 5 grammes ;

Extrait de thébaïque, 25 centigrammes.

Divisez en dix bols égaux.

Une alimentation froide, quand elle n'est pas contre indiquée par la saison ou par le goût du malade, favorisera l'effet de ces bols. J'y joins aussi, selon les cas, l'emploi de révulsifs légers, tels que des bains de pieds sinapisés, ou des vésicatoires.

Pour modérer les sueurs, je me suis servi d'abord, à l'instar de la plupart des médecins, de l'acétate de plomb. Je l'ai donné en pilules jusqu'à la dose d'un gramme, à laquelle je suis arrivé graduellement, mais ce médicament a presque toujours été sans résultat. Celui qui m'a réussi quelquefois est le sulfate de quinine dans un quart de lavement, à la dose de 30 centigrammes; je prescris en même temps des frictions astringentes et toniques faites avec du vin aromatique. Mais, depuis quelques années, j'emploie avec un succès constant une poudre anti-phthisique, qui modère d'abord les sueurs, les arrête souvent, et procure au malade un soulagement qu'on chercherait en vain par tous les autres moyens médicaux.

Contre la diarrhée, j'ai recours au traitement albumineux suivant : Je fais prendre, trois fois par jour, un demi-lavement d'eau de son dans laquelle on fait battre trois blancs d'œufs; je remplace la tisane par le saccharum suivant :

P. Infusion d'hysope, 1 kilogramme;

Blancs d'œufs bien frais, n° 6;

Battez avec soin, passez et ajoutez:

Sirop de gomme, 96 grammes;

Sirop de digitale, 4 grammes;

Eau de fleur d'oranger, 30 grammes.

A boire dans la journée par petites tasses rapprochées. Les enfants prendront la moitié de cette dose.

Si malgré ce traitement la diarrhée devient colliquative, je fais prendre des lavements laudanisés, toniques et astringents ; car bien que les malades arrivés à ce point soient dans le danger le plus imminent, le médecin ne doit point rester impassible spectateur des souffrances du malade, et sans craindre d'abuser de sa confiance, il peut, avec une instruction riche et variée, des connaissances thérapeutiques approfondies, s'il a surtout l'habitude de soigner les malheureux phthisiques, il peut, dis-je, soutenir leur courage et leur procurer, sinon la guérison, au moins apporter un calme bienfaisant à leurs maux de tous les jours.

Dans les cas graves et désespérés, je leur fais prendre quelques légers cordiaux, tels que l'eau de mélisse avec quelques gouttes de laudanum de Sydenham, et une quantité égale d'extrait de quinquina de 50 à 60 centigrammes, si toute fois les malades peuvent le digérer. La gelée de lichen d'Islande, prise par cuillerées à café, m'est souvent d'un grand secours : par ces moyens, je soutiens les forces des malades, je calme leurs souffrances et je prolonge leur existence ; enfin j'use de toutes les ressources de mon art afin d'éloigner le plus long-temps possible le moment de la rupture de ce fil, par lequel ils semblent encore attachés à la vie.

Avant de terminer ce qui concerne la phthisie pulmonaire, je dois, dans l'intérêt de l'humanité, avouer que je n'ai jamais tiré aucun avantage des cautères et des sétons, et que je me suis, au contraire, toujours bien trouvé de les avoir supprimés, toutes les fois que j'en ai rencontré chez les malades auxquels j'ai été appelé à donner des soins.

Les formules de l'eau végétale dissolvante et de la poudre fumigatoire, seront publiées prochainement dans un mémoire spécial, après avoir été soumises à l'Académie royale de Médecine.

Cette liqueur dissolvante est le résultat d'une combinaison de plusieurs substances employées, depuis long-temps avec succès, dans les maladies de poitrine. Sa préparation en étant délicate et difficile, je l'ai confiée à plusieurs pharmaciens habiles et consciencieux de la capitale, entre autres à M. Leret, pharmacien, rue des Bons-Enfants, près le Palais-Royal, qui se fera un devoir, dans l'intérêt de la science et de l'humanité, de l'indiquer aux médecins qui en feront la demande, et de leur donner à cet égard les détails les plus précis.

Je n'ai pas donné ces formules dans cet ouvrage, que j'ai cherché à mettre à la portée des gens du monde, afin d'éviter que l'ignorance d'un préparateur inhabile leur fasse perdre le crédit et la faveur qu'elles acquièrent tous les jours dans le public.

Déjà des médecins distingués de Paris et de la province ont fait un heureux essai de ces médicaments, et chaque jour je reçois de nombreuses lettres, qui m'annoncent de nouvelles guérisons inespérées, obtenues par leur emploi.

N'est-il pas à désirer que les médecins s'écartent enfin des routes battues, quand il s'agit d'une maladie aussi difficile à guérir que la phthisie pulmonaire, et qu'ils s'empressent d'imiter ceux qui annoncent des succès, avec une autre méthode que celle qui est aveuglément suivie.

CHAPITRE X.

—

Observations (¹).

Première observation (Dossier 420).

Phthisie tuberculeuse.—Guérison prompte.

Madame Levasseur, rue du Vieux-Marché, n° 7, avait reçu en vain depuis trois ans les soins de trois médecins célèbres, entre autres de M. Delington, médecin de l'Hospice de la Vieillesse, qui tous l'avaient abandonnée comme poitrinaire

(1) Plusieurs malades m'ont donné la permission expresse de publier, avec leurs noms, les observations qui les concernent; les autres qui ne m'ont pas autorisé par écrit, pouvant trouver mauvais que leur nom soit imprimé dans cet ouvrage, ne sont désignés que par leurs initiales et le numéro de leur dossier.

Toute personne qui douterait de l'authenticité de ces cures, pourra en vérifier l'exactitude, soit en s'adressant aux personnes dont le nom est indiqué, soit en la vérifiant sur les originaux, toutes les fois bien entendu qu'il ne s'agira pas du domaine de la confidence, qu'un médecin est tenu de garder secrète et inviolable.

incurable. Voici l'état dans lequel je la trouvai lorsque je la vis à la campagne, dans une maison de santé, près de Paris. Sa pâleur était extrême, l'amaigrissement était profond, les forces étaient complètement perdues; son pouls était petit et d'une fréquence extrême; les lèvres étaient sèches; elle éprouvait de fréquentes nausées et des vomituritions; il y avait des sueurs nocturnes et une toux revenant par quintes; ses crachats étaient d'un gris opaque. La percussion donnait un son mat dans la partie supérieure du côté gauche de la poitrine; l'auscultation faisait entendre dans le même endroit, la respiration caverneuse et du gargouillement. Enfin cette femme présentait tous les caractères de la phthisie parvenue à sa dernière période; je commençai à soumettre la malade à une médication calmante, jusqu'à ce que la fièvre fût tombée, et deux jours après, lorsqu'il n'y avait presque plus de fièvre, je prescrivis la liqueur végétale dissolvante, à la dose de trois cuillerées; j'augmentai graduellement jusqu'à six cuillerées par jour; je la mis, en même temps à un régime légèrement tonique et réparateur. Ce traitement fut suivi d'une amélioration si rapide qu'au bout de quinze jours la

malade put commencer à faire quelques promenades ; l'appétit était revenu, les forces et l'embonpoint augmentaient si sensiblement , qu'au
bout de six semaines de traitement, elle quitta la
maison de santé, parfaitement rétablie ; la toux,
l'expectoration, la dyspnée, les sueurs, ont disparu,
et sa santé jusqu'à ce jour ne s'est point dérangée
un seul instant.

Voici la lettre qu'elle m'écrivit.

A M. le Docteur Tirat, de Malemort.

Monsieur,

Je ne sais comment vous exprimer ma reconnaissance. Je sais, depuis que je suis guérie, que
tous les médecins que j'avais consultés pour ma
maladie de poitrine m'avaient condamnée. Un de
ces Messieurs, professeur et médecin distingué,
disait à mon mari, que je ne pourrais aller loin,
que mon mal était des plus graves, qu'il ferait
bien de me placer à la campagne, dans une maison
où je serais bien soignée. C'est d'après ce conseil
que mon mari me plaça à Ménilmontant ; là j'appris vos cures, et je ne voulus plus voir d'autres
médecins que vous ; grâce à vos bons soins et à

votre traitement, j'ai recouvré la santé et avec elle le bonheur que je croyais avoir perdu pour toujours. Vous pouvez faire de ma lettre l'usage qui vous conviendra : je serai trop heureuse, si elle vous fait connaître aux malheureux malades, que vous guérirez comme moi, je n'en doute pas.

Agréez, Monsieur le Docteur, l'assurance de la plus vive reconnaissance de votre très humble servante.

MARIE MARTIN, f^{me} LEVASSEUR.

Place du Vieux-Marché-Saint-Martin, n° 7.

17 juillet 1845.

Deuxième observation (Dossier 302).

Phthisie rhumatismale. — Guérison.

M. Demprunt fils, quai de Paris, à Rouen, était affecté depuis quatre ans d'une maladie de poitrine qui avait résisté à toutes les prescriptions des médecins de la ville, qui avait fini par l'abandonner comme phthisique.

Voici la lettre que m'écrivit son père, pour réclamer mes soins.

7

Rouen, le 10 janvier 1845.

MONSIEUR,

Ayant entendu parler de vous par plusieurs personnes que vous avez guéries de maladies de poitrine, je viens réclamer vos conseils pour mon fils, qui est dans une si grave position, que tous les médecins l'ont abandonné comme poitrinaire. Il est âgé de vingt-cinq ans, il est malade depuis quatre ; sa maladie a commencé par des douleurs, que je présume qu'il a gagnées en couchant dans une maison neuve ; depuis il lui est survenu une toux sèche, qui a augmenté à mesure que les douleurs dans les membres se dissipaient ; enfin depuis trois mois il n'a pas quitté le lit. Il tousse continuellement, et crache une matière épaisse, verdâtre qui nage au milieu de sa tisane, qu'il rend au fur et à mesure qu'il la prend ; elle se délaie dedans quelquefois et la trouble, ce qui la fait ressembler à du pus ; il ne peut plus rien prendre et ne parle plus ; voyez, Monsieur, s'il serait encore temps d'essayer votre traitement, que je regrette bien de ne pas avoir demandé plus tôt.

Agréez, Monsieur, etc., etc.

J'avoue que dans une circonstance aussi grave, je comptai peu sur les médicaments que je fis expédier en petite quantité, et que je ne fus pas peu surpris, lorsque, le **20** janvier, je reçus du père la lettre suivante :

Rouen, le 19 janvier 1845.

Monsieur le Docteur,

Aussitôt que nous avons reçu vos précieux médicaments, nous nous sommes empressés de soumettre, d'après votre consultation, notre cher fils, à l'usage de votre liqueur végétale dissolvante ; la toux a été un peu calmée dès les premières cuillerées ; il a un peu reposé la nuit ; enfin nous avons commencé à espérer ; les vomissements ont continué, mais ils sont moins fréquents ; la diarrhée a cessé, et aujourd'hui le malade demande à manger. Veuillez avoir l'obligeance de nous écrire, et de nous dire ce que nous devons faire, car nous ne lui donnerons pas à manger avant d'avoir reçu vos ordres.

Veuillez agréer, Monsieur le Docteur, l'expression de ma vive reconnaissance.

Demprunt père.

Je répondis immédiatement à lettre, je lui fis un nouvel envoi et une nouvelle consultation. Le malade continua à aller de mieux en mieux, et le 25 mars, il voulut m'en témoigner lui-même sa reconnaissance. Voici la lettre qu'il m'écrivit.

Rouen, le 25 mars 1845.

Monsieur le Docteur,

Je suis heureux de pouvoir vous annoncer que ma guérison est complète ; j'ai repris mes occupations, et si parfois, je me rappelle mes longs jours de souffrance, c'est pour bénir le savant médecin, qui par ses veilles et ses études, est parvenu à guérir une maladie, que tous les autres regardent comme incurable. Grâces à vos bons conseils, et à vos précieux médicaments, je me porte maintenant mieux que jamais ; beaucoup de personnes qui m'ont vu dans le plus fort de ma maladie ne peuvent croire à une cure aussi extraordinaire ; aussi je vous prie, de recevoir, Monsieur le Docteur, les remerciements bien sincères de votre tout dévoué et très reconnaissant serviteur.

Demprunt fils.

Troisième observation (Dossier 15).

Phthisie à la deuxième époque, terminée par la guérison.

Mme B..., âgée de trente et un an, d'une forte constitution, d'un tempérament lymphatique et nerveux, ayant de l'embonpoint et de belles couleurs, éprouvait une légère dyspnée lorsqu'elle montait un escalier ; elle était sujette, depuis deux hivers, à une petite toux sèche qui disparaissait en été ; elle était accouchée depuis quatre mois, lorsqu'au mois de novembre 1840, elle consulta un médecin. Elle n'avait pas nourri son enfant, et les règles avaient reparu avec régularité ; mais elle avait des flueurs blanches habituelles, et une petite toux sèche, qui avait eu lieu pendant la grossesse, persistait encore. Il y avait un léger amaigrissement. En décembre la toux devint plus fréquente ; elle ressentait au creux de l'estomac une douleur qui répondait dans le dos ; les forces et l'embonpoint diminuèrent de jour en jour, et vers la fin du mois il parut, à la suite de la toux, des crachats formés par une matière jaunâtre, mélangée de quelques filets de sang ; le pouls était fréquent, principalement à l'entrée de la nuit. Enfin, le 5 janvier 1841, lorsqu'elle se décida à me faire appeler ; voici l'état dans lequel je la trouvai : sa maigreur était considérable ; elle éprouvait une sensation de pesanteur à la partie antérieure de la tête et sur les yeux, des vertiges et des éblouissements; des couleurs roses circonscrivaient ses pommettes; sa langue était nette ; elle avait peu de soif; sa poitrine résonnait bien partout par la percussion, excepté entre les deux épaules où la matité était complète; elle disait ressentir dans ce point et dans un espace de la largeur de la main des douleurs vives et continuelles ; le pouls était souple, assez développé, fréquent, surtout le soir; elle suait beaucoup la nuit; la toux était fréquente, ses crachats étaient puriformes et offraient de temps en temps des stries de sang ; sa peau était terreuse ; ses règles avaient disparu.

J'ordonnai la liqueur végétale dissolvante, l'eau minérale et les pilules balsamiques, et dès le second jour elle éprouva du soulagement; la toux devint moins forte, l'expectoration diminua beaucoup, et les autres symptômes se mitigèrent par degrés; enfin, au mois d'avril 1841, après trois mois de traitement, il n'y avait plus ni toux, ni expectoration ; les règles avaient reparu, et tout annonçait un parfait rétablissement.

Quelque temps après, madame B... devint enceinte ; elle accoucha heureusement, et depuis cette époque jusqu'à ce jour, 10 juin 1845, elle n'a plus éprouvé aucun symptôme de phthisie, et a toujours joui de la meilleure santé.

Quatrième observation (Dossier 35).

M. Morin, âgé de trente-cinq ans, d'une taille élevée, d'une forte constitution, ayant les cheveux très bruns et la poitrine très développée, quoique un peu allongée, avait craché du sang plusieurs fois dans sa jeunesse, et ordinairement après des travaux de cabinet. Cependant il avait joui assez habituellement d'une bonne santé.

Après s'être exposé au froid, étant en sueur, vers les premiers jours de septembre 1842, il fut pris d'une toux accompagnée d'un sentiment de malaise dans le dos ; et dès le lendemain il commença à expectorer des crachats blancs assez abondants.

Le 12 septembre, lorsqu'il me fit appeler, les

mêmes symptômes persistaient et avaient augmenté d'intensité; il y avait un peu de moiteur la nuit. Le pouls était large, plein, dur et développé, mais sans beaucoup de fréquence. L'appétit était presque nul. Les urines étaient rares et rougeâtres; la constipation opiniâtre. Les crachats étaient abondants, d'un blanc opaque, et tout-à-fait semblables à du pus; les uns tombaient au fond du vase, les autres surnageaient; on apercevait aussi quelques filets de sang. Je prescrivit la liqueur végétale dissolvante, au deuxième degré, et l'eau minérale, et le 16, lorsque je le revis quatre jours après, les crachats étaient diminués, mais on y apercevait toujours des filets de sang; le 20, la toux était presque nulle, la quantité de crachats devenait moindre de jour en jour, les filets de sang ne s'y faisaient plus apercevoir; enfin, vers le milieu d'octobre, il ne restait plus aucune trace de la maladie; le malade n'en continua pas moins pendant un mois encore l'usage de la liqueur végétale, afin de prévenir une récidive, et depuis cette époque jusqu'à aujourd'hui 25 juillet 1845, sa santé a toujours été brillante.

Cinquième observation (Dossier 79).

M. Lamy, âgé de quarante ans, fut pris d'une toux sèche le 4 juillet 1842; depuis quelques temps il faisait plus d'exercice qu'à son ordinaire; et plusieurs fois il avait bu de la bière ayant très chaud, ce qui augmentait sa soif, au lieu de l'apaiser; il a la poitrine bien conformée, les cheveux châtains et la peau fort blanche. Il est nerveux et né de parents très sains.

Le 10 mai, à la suite d'une quinte de toux, il expectora plusieurs onces d'une matière blanche, opaque, mêlée de stries de sang; cette matière sortait sous forme de crachats ronds qui ne se mêlaient point entre eux; depuis ce jour, jusqu'à la fin de mai, l'expectoration continua toujours, et elle offrit presque constamment les mêmes caractères; sa quantité était d'environ 250 à 300 grammes en 24 heures; il avait peu d'appétit certains jours ; d'autres fois l'appétit était très vif; le pouls était habituellement fréquent; et chaque jour, après six heures du soir, il y avait une chaleur circonscrite sur les pommettes, avec une chaleur brûlante à la paume des mains et à la

plante des pieds; le sommeil était interrompu par
la toux, et il y avait pendant la nuit des sueurs
abondantes sur le cou et la poitrine. Pendant le
mois de juin, les mêmes symptômes persistaient,
presque tous les crachats tombaient au fond de
l'eau, et quelques uns se dissolvaient dans ce liquide et le rendaient un peu louche. Cependant la
maigreur faisait des progrès sensibles ; il y avait
tantôt un dévoiement qui durait plusieurs jours,
tantôt une constipation opiniâtre. Le malade
éprouvait dans le fond de la poitrine une gêne et
une souffrance profondes ; mais il n'y ressentait
aucune douleur bien marquée. Il regardait sa
maladie comme incurable, et les médecins qu'il
avait consultés portaient le même jugement.
Dans cette persuasion, il ne voulait employer aucun médicament, et il disposa toutes ses affaires
de manière à ne pas être tourmenté de soucis
lorsqu'il approcherait de son heure dernière.
Pendant tout le mois d'août, il ne survint aucun
changement qui pût faire espérer que la maladie aurait une longue durée, et le malade avait
tranquillement fixé l'époque de sa mort au
mois de novembre. Il vivait dans cette persuasion, et les médecins qui le soignaient

avaient la même opinion sur l'issue de cette maladie.

Cédant aux instances de ses amis, qui avaient
entendu parler de mes cures, il se décida à me
faire appeler. Voici l'état dans lequel je le trouvai
le 10 septembre : maigreur très considérable,
peau sèche et terreuse; pouls petit et fréquent,
blème le jour et offrant le soir une rougeur circonscrite sur les pommettes; sueurs abondantes
la nuit; toux fréquente surtout le soir; crachats
opaques, abondants, ronds et homogènes; langue
rouge et nette; yeux brillants et plus grands en
apparence qu'avant la maladie; sommeil léger,
soif vive, peu d'appétit. Dévoiement, cinq à six
selles en 24 heures; nulle inquiétude, nul regret
de terminer sa carrière dans un âge aussi peu
avancé. Je le mis à l'usage de la liqueur végétale
dissolvante, de l'eau minérale, de la poudre anti-
phthisique; dès le lendemain le malade éprouva
du mieux; enfin tous les symptômes avaient
diminué d'intensité, lorsque, le 18 septembre,
il éprouva, vers les six heures du soir, un
frisson qui dura trois heures; à la suite de ce
frisson une chaleur brûlante, puis des sueurs
abondantes toute la nuit. On veilla auprès du

malade, et il changea vingt-deux fois de che-
mise: la sueur mouilla les matelas et les couvertures du lit; il n'eut pas une quinte de toux,
pas un seul crachat; le dévoiement cessa. La
fièvre persista jusqu'au 22 septembre; la peau se
nettoya parfaitement, et le 25 l'appétit reparut.
Dès ce momment la convalescence fut franche,
la liqueur végétale fut continuée, et je le soumis
à un régime convenable qu'il suivit avec la plus
grande exactitude. Vers le milieu d'octobre sa
santé était rétablie. Il continua encore pendant
trois mois l'usage de l'eau minérale et de la liqueur végétale dissolvante, et depuis cette époque
jusqu'aujourd'hui 18 juin 1845, M. Lamy a éprouvé
quelques légères maladies, mais jamais il n'a eu
aucun rhume ni aucune autre affection qui ait le
moindre rapport avec la phthisie pulmonaire, et
il jouit actuellement d'une bonne santé.

Sixième observation (Dossier 380).

M. Lavallée, vice-consul à Cuba, chevalier de
la Légion d'Honneur, m'adressa mademoiselle

L'Hermite, âgée de vingt ans. Voici l'état où je la trouvai quand je la vis pour la première fois : elle avait considérablement maigri, crachait le sang, et était tourmentée par une toux continuelle, suivie d'une expectoration écumeuse ; elle avait pendant la nuit des sueurs abondantes. La percussion me fit reconnaître de la matité sous la clavicule gauche ; le bruit respiratoire y était sensiblement diminué ; l'auscultation des autres parties de la poitrine me fit entendre dans différents points un râle muqueux à grosse bulle. Soumise à mon traitement, elle fut soulagée dès les premiers jours, et l'amélioration fut si rapide qu'en un mois tous les symptômes ont disparu. La percussion et l'auscultation ne donnent plus que des bruits normaux. La guérison a été complète ; elle a repris ses couleurs, son embonpoint, et déclare ne s'être jamais aussi bien portée.

Voici la lettre qu'elle m'écrivit, pour me remercier de mes soins.

A M. le Docteur Tirat, de Malemort.

Monsieur le Docteur,

Permettez-moi de venir aujourd'hui vous remercier du service que vous m'avez rendu ; depuis que j'ai suivi votre traitement, ma santé est revenue plus florissante que jamais, j'ai repris mon embonpoint, l'appétit est revenu, et je n'ai plus ressenti aucune douleur dans la poitrine, absolument comme si je n'eusse jamais été malade : aussi est-ce avec bonheur, que je viens aujourd'hui vous prier d'agréer l'hommage de la vive reconnaissance de votre très humble servante.

ELISA L'HERMITE.

Rue Saint-Honoré, n° 337.

M. Francis Lavallée, vice-consul à Cuba, chevalier de la Légion d'Honneur, m'écrivit la lettre suivante :

Paris, le 1er août 1845.

MONSIEUR,

Connaissant plusieurs personnes qui, après avoir été traitées inutilement par plusieurs médecins célèbres, ont été guéries par vous en très peu de temps, je vous ai adressé la nommée Elisa L'Hermite, affectée d'une maladie très grave de la poitrine, avec toux, crachement de sang et vives douleurs de poitrine ; je suis heureux d'apprendre que, par votre traitement, vous l'avez soulagée dès le premier jour, et que, bientôt après, vous l'avez guérie de tous les symptômes alarmants qui semblaient annoncer une phthisie pulmonaire imminente, dont il ne este plus à présent les moindres vertiges.

Je vous en témoigne ma reconnaissance avant mon départ, et vous prie en même temps, Monsieur, d'accepter l'assurance de ma parfaite considération.

Francis Lavallée.

Vice-Consul à Cuba, actuellement à Paris, rue Hauteville, n° 87.

Septième observation.

Phthisie à la deuxième période.

Mademoiselle Homassel, passage Sainte-Marie, n. 9, rue du Bac, était malade depuis cinq ans, Lorsque je la vis pour la première fois, je la trouvai dans un état de maigreur considérable, ses yeux étaient caves, ses pommettes saillantes ; la toux était continuelle, les crachats étaient visqueux et filants, parsemés de stries de sang pour la plupart, quelques uns plus épais, grisâtres et parfaitement circonscrits ; la voix était altérée et rauque, la respiration difficile et fréquente ; des douleurs vives se faisaient sentir dans le dos et la poitrine ; au sommet des poumons, la percussion donne un son mat et l'auscultation y fait constater l'absence du bruit respiratoire ; l'appétit était nul.

Cette malade fut soumise au traitement par l'eau végétale dissolvante, à un régime que nous avons rendu de plus en plus fortifiant, et un mois s'était à peine écoulé que je reçus d'elle la lettre suivante :

MONSIEUR,

Quand vous m'avez entreprise, je crachais le le sang, je toussais beaucoup et souffrais de grandes douleurs dans la poitrine, et, chose extraordinaire, au bout de quelques jours de traitement, j'ai éprouvé un bien-être que je n'avais jamais ressenti : ma famille se joint à moi pour vous témoigner sa reconnaissance. Je ne souffre plus de tout, et il n'y a cependant qu'un mois que j'ai eu le bonheur de vous connaître.

Recevez l'assurance de la sincère reconnaissance de votre très humble servante.

VIRGINIE HOMASSEL.

Rue du Bac, n° 58, passage Sainte-Marie, n° 9.

Huitième observation (Dossier 120).

Phthisie vénérienne.

M. L..., m'écrivit d'Avignon la lettre suivante :

Avignon, le 15 juillet 1844.

MONSIEUR,

Je suis âgé de vingt-cinq ans, d'un tempérament bilieux, je suis affecté depuis dix-huit mois d'une toux continuelle, qui ne me laisse aucun repos ; mes crachats sont verts, quelquefois jaunes et épais ; j'ai beaucoup maigri ; le soir la fièvre me prend et je sue abondamment toute la nuit ; je suis constipé habituellement ; j'ai des palpitations du cœur, quand je veux marcher, ou monter sur mon lit. Je suis dans cet état depuis quatre ou cinq mois, et ma position empire tous les jours ; ma maladie a commencé après une gonorrhée, que l'on m'a arrêtée subitement avec des injections de nitrate d'argent et des bols d'Arménie ; c'est depuis cette époque que j'ai commencé à tousser, à cracher et à maigrir.

Voilà, Monsieur, ma position exacte. Ayant entendu parler de vous et de vos belles cures, je

8

vous prie de m'envoyer votre consultation, que j'attends avec la plus vive impatience.

Je suis, etc.

Je m'empressai de lui faire expédier les médicaments nécessaires, avec la consultation pour le guider dans leur emploi, en le priant de m'écrire aussitôt qu'il y aurait du changement dans sa position .

Il le fit en effet quelques jours après, mais ce fut pour m'annoncer qu'il se trouvait beaucoup mieux ; que sa toux était moins fréquente, qu'il goûtait la nuit un peu de repos ; que l'appétit revenait, mais que les crachats étaient toujours les mêmes , ce qui l'effrayait beaucoup ; qu'il était toujours faible et que la constipation n'avait pas complètement cessé.

Je lui fis immédiatement après un nouvel envoi, et une consultation sur tous les symptômes nouveaux qu'il m'annonçait; le succès ne tarda pas à couronner mes efforts, et la deuxième lettre que je reçus de ce malade, m'annonça sa complète guérison.

Je la transcris ici textuellement.

Avignon, le 17 septembre 1844.

Monsieur le Docteur,

Depuis huit jours, que j'ai fini de suivre votre traitement, j'éprouve bien sincèrement le besoin de vous en témoigner ma reconnaissance. Je vous l'avouerai, je ne comptais pas sur une guérison aussi prompte; mais il faut bien se rendre à l'évidence, la toux, les crachats, les sueurs, la fièvre tout a disparu; vous m'avez rendu le bien le plus cher, la santé, que j'avais perdue, et que je ne croyais plus recouvrer. Merci, Monsieur, mille fois merci pour tout le bien que vous m'avez fait. Croyez à ma vive reconnaissance qui ne s'éteindra qu'avec la vie de votre tout dévoué serviteur.

L....

Neuvième observation (Dossier 112).

Phthisie catarrhale.

Mademoiselle Olympe de Flavigny, âgée de vingt ans, fille de M. le comte de Flavigny, affectée depuis sept ans d'une phthisie catarrhale, accompagnée d'accès d'asthme très intenses, guérie en six semaines.

Ma chère fille a beaucoup maigri , m'écrit M. le comte, le 12 avril 1843; sa maladie date de sept ans; les médecins qui l'ont traitée jusqu'à présent, appellent sa maladie catarrhe chronique avec accès d'asthme suffocant ; ces accès d'asthme durent de une heure du matin jusqu'à six ou dix heures ; la difficulté de respirer est extrême ; ma fille pousse des cris déchirants, ses souffrances sont atroces; elle va difficilement à la selle ; elle tousse beaucoup et par quintes ; elle rend trois ou quatre vases de crachats muqueux, épais et verdâtres.

Je soumis mademoiselle de Flavigny au traitement par l'eau végétale dissolvante , avec les moyens accessoires nécessités par sa position.

Le 12 mai, un mois après avoir suivi mon traitement, voici ce que m'écrivait la comtesse sa mère.

Noyon, le 12 mai 1843.

Monsieur,

Je viens aujourd'hui vous rendre compte du résultat du traitement que vous avez prescrit à ma fille Olympe. Elle ne tousse plus et ne ressent à son réveil qu'une légère oppression, qui ne dure pas ; elle dit aussi ressentir quelquefois une espèce d'engourdissement. Du reste, elle a très bon teint, engraisse à vue d'œil, mange avec un grand appétit, dort toute la nuit ; enfin, grâce à vous, Monsieur, notre cher fille va être enfin rendue à la santé.

M. de Flavigny et M. de V*** me chargent de ne pas les oublier près de vous.

J'ai l'honneur d'être, Monsieur, en attendant votre réponse avec impatience, votre très humble servante.

La comtesse de Flavigny.

Je prescrivis la continuation de l'usage de l'eau végétale dissolvante, dont j'augmentai les doses, et un régime de plus en plus réparateur, et je reçus le 3 juin 1843 de M. le comte de Flavigny la lettre suivante, que je transcris ici textuellement.

Noyon, le 3 juin 1843.

Monsieur,

Je viens aujourd'hui remplir un devoir bien doux pour moi, en vous témoignant ma reconnaissance pour l'immense service que vous nous avez rendu. Ma fille, après six semaines de traitement se trouve radicalement guérie : son extérieur a totalement changé, elle a pris de l'embonpoint, et sa santé est plus florissante que jamais.

Cette cure a de beaucoup surpassé nos espérances, car nous n'osions demander à la médecine qu'un soulagement que nous cherchions en vain depuis sept ans, près d'un grand nombre de médecins, tant de Noyon que de Paris; et par vos soins, Monsieur, notre fille a retrouvé la santé. Aussi, je vous prie de compter sur ma reconnaissance éternelle et sur celle de toute ma famille.

Le comte de Flavigny.

P. S.   Monsieur,

Je me joins à mes bons parents pour vous remercier du bonheur, que vous m'avez procuré ; car toutes les fois que nous comparons mon état à celui où j'étais avant d'avoir recours à vous, nous bénissons la Providence qui nous a permis de vous connaître.

Je vous prie d'agréer, Monsieur, l'expression

de la vive reconnaissance de votre très humble servante.

OLYMPE DE FLAVIGNY.

Dixième observation (Dossier 439).

Phthisie à la première période.

Mme la vicomtesse de Chappedelaine m'adressa sa filleule, âgée de vingt et un ans. Cette jeune personne était malade depuis six mois ; elle éprouvait de l'aversion pour les moindres travaux, était oppressée et respirait difficilement ; elle toussait beaucoup et crachait le sang. La percussion donnait un son mat au sommet du poumon droit ; la respiration était nulle dans cet endroit ; dans les autres parties, on entendait un râle muqueux manifeste ; enfin elle présentait tous les signes d'une phthisie confirmée. Elle fut mise à l'usage de l'eau végétale dissolvante et de la poudre antiphthisique ; le résultat du traitement fut prompt ; dès les premiers jours elle fut soulagée, et en trois mois la guérison fut complète.

C'est à cette époque que je reçus de madame

la vicomtesse la lettre suivante, par laquelle elle me remerciait de mes soins.

Paris, le 28 juillet 1845.

MONSIEUR,

Je suis si heureuse du résultat du traitement que vous avez fait suivre à Denyse, que je ne sais comment vous en témoigner ma reconnaissance. Depuis six mois elle dépérissait à vue d'œil, souffrait beauconp de la poitrine, crachait le sang, et avait, suivant de célèbres médecins, tous les symptômes d'une phthisie pulmonaire confirmée. Enfin, elle était abandonnée comme incurable, lorsque par votre traitement vous l'avez soulagée dès les premiers jours, et en trois mois la guérison fut complète. Je serais charmée, Monsieur, si la justice que je me plais à vous rendre pouvait être utile à l'humanité, en faisant connaître votre talent.

Recevez, Monsieur, avec l'expression de ma reconnaissance bien sincère, l'assurance de ma considération très distinguée.

VICOMTESSE DE CHAPPEDELAINE.
49 bis, rue de la Madeleine.

Onzième observation (Dossier 110).

Phthisie à la troisième période.

Madame Claverit, rue Montmartre, 112, était dans son lit, condamnée comme phthisique au dernier degré; elle avait perdu l'usage de la parole, elle avait été abandonnée par un médecin de la rue du Coq-Saint-Honoré, et par un professeur de la Faculté.

Cette femme était d'une maigreur excessive, avait une fièvre lente, continue; une sueur froide, visqueuse, recouvrait son corps; elle avait des aphtes dans la bouche, crachait ou plutôt vomissait une matière purulente; une diarrhée colliquative la minait; enfin, d'un jour à l'autre, on s'attendait à la voir mourir, lorsque l'on me fit appeler.

Cette malade, malgré son état qui semblait ne laisser aucun espoir, fut soumise à mon traitement, et la guérison fut complète au bout de trois mois; et aujourd'hui, elle se porte très bien. Sa santé depuis trois ans que date sa guérison, ne s'est jamais démentie un seul instant. Voici la lettre qu'elle m'adressa après sa guérison, pour me prouver sa reconnaissance.

Paris, le 4 juin 1842.

Mon cher Docteur,

Le peu de résultats que j'avais obtenus de tous les traitements auxquels j'avais été soumise, par tant de médecins célèbres, ne me faisait demander à la médecine qu'un soulagement à mes souffrances. Je n'osais espérer davantage, lorsque je me suis adressé à vous, mon cher Docteur; et maintenant que je suis revenue à la santé, ainsi que vous m'en aviez donné l'assurance, je suis heureuse de pouvoir vous le dire et vous prier d'agréer les sentiments de reconnaissance de votre très humble et dévouée servante.

Fme CLAVÉRIT.

Rue Saint-Honoré, 45, aujourd'hui rue Montmartre, 112.

Douzième observation (Dossier 197).

Phthisie scrofuleuse.

M. Gr..., de Bordeaux, m'écrivit la lettre suivante :

Bordeaux, le 8 janvier 1843.

MONSIEUR,

Ayant entendu parler de vos nombreuses guérisons, dans les cas les plus désespérés de maladies de poitrine, je viens vous prier de vouloir bien m'aider de vos conseils dans ma triste position. Je suis âgé de trente-six ans, je garde la chambre depuis trois mois pour une maladie de poitrine, que j'ai depuis dix-huit mois. Je vous dirai, mon cher Monsieur, que dans mon enfance j'ai eu beaucoup de gourme à la tête ; plus tard des glandes engorgées au cou, qui ont été suivies d'abcès. J'en porte les cicatrices. Enfin, lorsque les malheureux abcès ont cessé de suppurer, j'ai commencé à tousser et à cracher une matière épaisse, jaunâtre ; mon appétit a commencé à diminuer, j'ai maigri tous les jours de plus en plus ; enfin mes forces sont tombées, aujourd'hui je ne quitte plus la chambre, et ne reste levé auprès du feu, que deux heures dans la journée. Je n'ai presque pas d'appétit ; je tousse beaucoup, surtout la nuit ; il m'est impossible de goûter un peu de repos ; j'ai la diarrhée depuis un mois, je vais à la selle cinq à six fois tous les jours ; tout me dégoûte ; les crachats que je rends m'empoisonnent moi-même ; mon corps, pendant la nuit, est couvert d'une sueur grasse, épaisse, qui sent bien mauvais. Veuillez je vous prie, mon cher Monsieur, m'envoyer une consultation, qui m'indique les moyens à employer pour me tirer de cette affreuse position, car je ne puis plus compter sur les médecins de la ville, qui tous n'ont rien pu contre les progrès du mal qui me dévore.

Je suis en attendant, etc.

Gr...,

Négociant à Bordeaux.

Je lui envoyai immédiatement ma consultation ; je prescrivis l'usage de l'eau végétale dissolvante, celui de l'huile de foie de morue et un régime approprié à sa position ; l'amélioration ne se fit pas attendre long-temps, et un mois après, voici la lettre qu'il m'écrivit.

MONSIEUR,

Depuis un mois que je suis votre traitement, j'ai éprouvé souvent le besoin de vous témoigner toute ma gratitude pour le service que vous venez de me rendre. Dès les premiers jours, j'ai éprouvé un mieux qui n'a fait qu'augmenter chaque jour, et aujourd'hui, toux, crachement, douleur, tout a disparu; mon embonpoint, mes forces, sont revenues, et je me porte mieux que jamais. Veuillez avoir la complaisance de me dire, si je dois cesser votre traitement ou le continuer encore quelque temps.

Agréez, Monsieur, etc.

Gr...,
Négociant à Bordeaux.

Douzième observation (Dossier 22).

Phthisie dartreuse.

M. L... m'écrivit de Lyon, au mois de janvier 1842, qu'il venait réclamer mes conseils pour une maladie qui avait résisté à toutes les médications d'un grand nombre de médecins; il était désespéré. La maladie, pour laquelle il me consultait, était une phthisie pulmonaire dont les premiers symptômes remontaient à la disparition d'une dartre vive qu'il portait au pli du jarret depuis plusieurs années, et qu'un médecin imprudent fit disparaître sans précaution. Depuis cette époque il avait continuellement toussé et souffert dans la poitrine des douleurs horribles ; il avait perdu l'appétit et le sommeil, et avait maigri considérablement. Après m'avoir donné ces détails, il me priait de venir à son secours, et de ne pas l'abandonner comme avaient fait tous ceux qui avaient entrepris de le traiter.

Je lui répondis immédiatement et lui appliquai mon traitement anti-dartreux, et en deux mois il était complètement guéri, et m'écrivait la lettre suivante :

Lyon, le 5 mars 1842.

MONSIEUR,

Après avoir été pendant quatre ans la victime des erreurs et de l'ignorance d'un grand nombre de médecins, je viens aujourd'hui, Monsieur, vous annoncer ma guérison. Deux mois de votre traitement m'ont fait retrouver cette chère santé que je croyais avoir perdue sans retour ; toutes les personnes qui me connaissent, et qui m'ont vu pendant ma maladie, me font des compliments sur ma nouvelle figure ; au lieu de ces rides et de cette maigreur qui faisait peur à voir, ma figure est maintenant riante, car, avec la santé, j'ai retrouvé ma gaîté et le bonheur ; je ne sais comment vous exprimer tout ce que je vous dois et combien je vous ai de reconnaissance : que ne puis-je vous le dire de vive voix !

Croyez, Monsieur, que mes remerciements sont sincères et qu'il partent du plus profond du cœur de votre dévoué.

L....,
Propriétaire à Lyon.

Les observations que je viens de citer ont été extraites parmi les nombreuses guérisons dont je possède les titres authentiques.

La seconde division de cet ouvrage traitera des maladies chroniques, qui occasionnent le plus souvent la phthisie pulmonaire, et spécialement du traitement qui leur convient.

SECONDE PARTIE.

CHAPITRE PREMIER.

Des dartres en général.

Les dartres sont des phlegmasies cutanées chroniques, dépendant d'un vice du sang, qui se manifeste au dehors par des éruptions de diverses formes, et occasionnent un sentiment de prurit, de tension ou d'ustion ; c'est probablement aux sensations que ce genre d'affection fait éprouver qu'il doit son nom générique de *dartres*, qui vient du mot grec δαρτος qui veut dire *écorché*.

L'opinion, devenue depuis long-temps populaire, que les maladies de la peau sont entretenues par une modification profonde et secrète de l'économie, date d'Hippocrate, qui, le premier, a distingué les affections cutanées accidentelles, de celles qui se formaient par une sorte de dépôt à

9

l'extérieur. C'est à cette cause secrète, à cette modification, que Poupart a donné le nom de *vice* ou *virus dartreux*, véritable Protée, susceptible de se déguiser sous toutes sortes de formes, et capable de produire la fluxion de poitrine, l'hydropisie et la phthisie pulmonaire.

Cette opinion est bien éloignée de l'exagération de quelques auteurs modernes, qui ont cru pouvoir faire rapporter à une simple inflammation locale, ou même à des causes, pour ainsi dire, mécaniques, telles que la présence d'animaux parasites microscopiques, presque toutes les maladies de la peau.

En effet, le développement spontané de la plupart des maladies chroniques de la peau, leur liaison avec certaines conditions d'âge, de constitution, de tempérament, d'habitudes, de climat, etc, les récidives surtout, si fréquentes et si faciles dans le plus grand nombre des cas, voilà des faits qu'on ne saurait nier, et qui forcent à admettre l'existence d'une diathèse spéciale, soit héréditaire, soit naturelle, soit acquise, qui est la véritable source des affections désignées vulgairement sous le nom de dartres.

Le corps muqueux de la peau, appelé par Malpighi *tissu réticulaire*, est généralement considéré comme le siége des éruptions herpétiques. Ces éruptions peuvent se manifester sur toute la périphérie du corps ; elles se placent cependant, comme par prédilection, sur le visage, aux ailes du nez, au menton, aux lèvres, sur la poitrine, aux endroits voisins des grandes articulations et des grandes aponévroses, et sur la peau du scrotum. Mais les affections ne bornent pas toujours leurs ravages à la peau, elles rampent aussi sur les membranes muqueuses qui tapissent l'intérieur des fosses nasales, du conduit auditif, de la bouche, de l'anus, du vagin, de la matrice et du canal de l'urètre, etc.

Les dartres sont en général formées par des boutons pustuleux ou vésiculeux, environnés d'une auréole rouge et réunis par groupes.

Dans les parties affectées, la peau présente au toucher une aspérité toute particulière ; dans les parties voisines de l'éruption, elle conserve au contraire sa couleur naturelle ; les éruptions ont un caractère mobile et fugace : elles disparaissent souvent d'un lieu pour se montrer dans un autre ; aussi la métastase dartreuse est extrêmement fréquente.

Beaucoup d'auteurs ont prétendu que les dartres étaient contagieuses : voici les raisons qui me font pencher pour une opinion contraire. Je ferai remarquer d'abord que cette opinion s'est accréditée parce qu'elle s'accommode au langage de l'amour-propre des malades : on trouverait honteux de reconnaître en soi le principe de ces tristes affections, et on aime mieux être considéré comme victime des effets malheureux de la contagion, on en cherche la source chez les autres, et on rappelle des circonstances qui paraissent le prouver. J'opposerai aux partisans de la contagion des faits constants, des expériences journalières. Les personnes qui soignent les dartreux à l'hôpital Saint-Louis à Paris, à celui de l'Antiquaille à Lyon, et dans tous les hôpitaux spéciaux où l'on traite ces affections, ne prennent aucun soin pour se préserver de la contagion ; aucun fait ne constate que ce défaut de précaution puisse être taxé d'imprudence.

Tous les jours, pendant plusieurs années, j'ai palpé long-temps et impunément des malades atteints de ces sortes d'éruption, Je me suis inoculé, à l'exemple d'Alibert, du pus qui suintait de certaines dartres, et je n'en ai éprouvé aucun résultat fâcheux.

J'ai traité et guéri un malade qui, depuis dix ans, avait tout le corps couvert d'une dartre squammeuse ; il était tourmenté par des désirs vénériens qu'il ne pouvait modérer, et son épouse, jeune encore, qui, par devoir et dévouement, se prêtait à ces fantaisies, ne contracta jamais le moindre germe de cette dégoûtante maladie.

Je viens d'être appelé à donner mes soins à son fils, âgé de douze ans, qui est atteint de la même éruption dartreuse que son père ; ces faits prouvent que si les dartres sont héréditaires, elles ne sont point contagieuses.

CHAPITRE II.

Cause des dartres.

La cause principale de la fréquence de l'éruption dartreuse, celle qui a été reconnue de tous les temps, est l'hérédité.

Il est, en effet, des familles que ces affections ne cessent de désoler en se transmettant de génération en génération ; les exemples d'enfants affectés de la même maladie dartreuse que leurs parents se présentent en foule pour le confirmer.

Mais c'est au sein d'une atmosphère dont la température éprouve de fréquentes variations, au commencement du printemps, au milieu des intempéries de l'automne, dans les lieux malsains et marécageux, que les dartres pullulent d'une manière remarquable.

Il est même des lieux où ces maladies sont, pour ainsi dire, endémiques ; c'est ce que l'on observe dans les pays chauds, où un air brûlant favorise

leur développement, et dans des contrées marécageuses, où l'atmosphère humide nuit aux fonctions de l'organe cutané.

En automne, le nombre des dartreux, dans les
hôpitaux spéciaux, se grossit d'une multitude
de personnes qui, par leur état, sont continuellement exposées aux variations de l'atmosphère
et aux ardeurs d'un soleil brûlant pendant les
moissons.

Les individus qui vivent dans la malpropreté,
qui portent long-temps le même linge et les
mêmes vétements, et qui ne se baignent jamais,
sont très sujets aux affections dartreuses.

Des éruptions herpétiques rebelles sont souvent
une triste et désespérante punition de la coquet-
terie de quelques femmes, qui usent de ces préparations cosmétiques préconisées pour blanchir,
polir ou embellir la peau.

Les ouvriers qui travaillent dans les mines, se
trouvant exposés aux émanations des oxydes mé-
talliques, de la chaux, etc., sont aussi très sujets
aux maladies dartreuses.

Les exercices violents, les voyages pénibles,
les travaux continuels, les veilles prolongées, sont
aussi une cause de ces affections.

L'usage d'une nourriture indigeste, malsaine, telle que les aliments salés, poivrés ou fumés; l'abus des liqueurs alcooliques sont une cause bien remarquable de la propagation des maladies dartreuses. Du temps de la disette, dit le baron Alibert, lorsque le peuple, à Paris, mangeait des viandes gâtées qui souvent provenaient d'animaux morts de quelques maladies, que le pain était composé de diverses farines, la plupart de mauvaise qualité, on vit les dartres sévir avec une effrayante intensité.

Passerai-je sous silence l'allaitement, cette première nourriture de l'homme? Combien de fois n'a-t-on pas vu des enfants à la mamelle puiser dans le sein de leur nourrice le germe d'affections herpétiques, soit que la nourrice en fût elle-même infectée, soit que son lait se trouvât altéré par une autre maladie. Ce que j'ai dit des aliments indigestes doit s'entendre aussi de la bouillie, quand on gorge ces jeunes et frêles créatures de cette nourriture souvent mal préparée, et trop lourde pour leur faible estomac.

Une transpiration abondante est aussi favorable à la diathèse herpétique qu'une transpiration habituellement interceptée, lorsque l'humeur perspicatoire de la peau, humeur composée de parties excrémentielles, se condense sous l'épiderme, et devient le point de départ de l'affection dartreuse.

La suppression d'évacuations habituelles, des hémorrhoïdes, des épistaxis, des règles; les affections pénibles de l'âme, la tristesse, les inquiétudes, les chagrins prolongés, les passions violentes et exaltées, peuvent aussi donner lieu au développement de cette affection.

Enfin, la peau ayant la plus grande sympathie avec tous les organes, il s'ensuit que tout ce qui peut altérer leur libre exercice peut devenir une cause de dartres.

Les tempéramens bilieux, lymphatiques, sont les causes prédisposantes de cette affection, ainsi que les professions sédentaires, telles que celles de tailleurs, tisserands, gens de lettres, etc.

Ces affections n'épargnent ni les âges, ni les sexes; cependant j'ai observé que c'est à l'époque critique que beaucoup de femmes sont en proie à ces maladies; et Portal a remarqué que les maladies de la peau, surtout les dartres, sont très communes chez les vieillards.

CHAPITRE III.

—

Signes ou symptômes généraux.

Lorsque les exanthèmes dartreux commencent à se développer, les malades éprouvent ordinairement à la partie affectée une espèce de tension très incommode ou de démangeaison plus ou moins violente. On y aperçoit une multitude de petits boutons quelquefois épars, le plus souvent réunis ; ces boutons, examinés attentivement, paraissent pustuleux ou vésiculeux, et sont environnés d'une auréole rouge ; ils enflamment la peau, y provoquent un sentiment de prurit ou d'ustion, et produisent des phénomènes très variés : tantôt ce sont des squammes furfuracées ; tantôt ce sont des écailles dures, des croûtes épaisses, des pustules tuberculeuses, des ulcères sanieux, suivis de cicatrices indélébiles qui résultent de l'altération profonde du tissu dermoïde.

En considérant les phénomènes généraux que le vice dartreux peut produire à l'intérieur, lorsqu'il a fait de grands progrès, Pinel les divise en trois périodes.

Première période.

Engorgement des glandes, soit à la région cervicale, soit aux aisselles, soit aux aines; langueur et mélancolie; dépérissement lent, sans fièvre, ou d'autre fois avec fièvre imperceptible; diminution de l'appétit, digestions laborieuses, flatuosités; sommeil agité et souvent interrompu, presque toujours accablement; somnolence.

Deuxième période.

Maigreur proportionnelle aux progrès de la maladie, tuméfaction du foie et de la rate, ventre douloureux; tantôt enflure, tantôt émaciation des jambes, fièvre lente; petite toux incommode, surtout deux ou trois heures après avoir mangé; anxiété, sentiment de suffocation, effervescence farineuse à la peau.

Troisième période.

Tous les symptômes d'une phthisie ou consomption pulmonaire; arrivée à la troisième époque;

hydropisie commençante, dévoiement colliquatif, sueurs nocturnes, etc.

Voilà le tableau effrayant des progrès de la maladie dartreuse, abandonnée à elle-même, tel que l'a tracé un de nos plus grands maîtres.

Après avoir établi mon opinion sur la nature de cette affection que je considère comme dépendant d'un vice du sang, prouvé qu'elle est héréditaire et non contagieuse, j'ai parlé de ses causes et de ses symptômes : il me reste à donner, afin de faciliter la mémoire et de servir de guide aux malades et aux médecins, une classification méthodique et détaillée des différentes espèces de dartres, propre à les faire distinguer entre elles.

CHAPITRE IV.

—

Classification des dartres.

Si j'examine les symptômes particuliers qui se manifestent le plus fréquemment dans les affections herpétiques, et que l'on a considérés comme spéciaux, j'y trouve la clef de toutes les classifications. Suivant les plus anciens auteurs, il existe une dartre farineuse, pustulaire, miliaire, et une dartre rongeante ; mais on se tromperait étrangement, si l'on voulait restreindre à ces quatre aspects tous ceux sous lesquels l'affection herpétique se manifeste.

Cette maladie, en effet, quoique se développant sous mille formes différentes, offre cependant à l'œil de l'observateur profond certains caractères précis qui lui ont valu des dénominations particulières. Je vais, dans une classification simple, établir les espèces et variétés que ma pratique m'a fait distinguer dans la nombreuse famille des affections dartreuses.

Je diviserai les dartres en cinq espèces distinctes, et faciles à reconnaître à l'aide de caractères généraux, et ces cinq espèces seront elles-mêmes subdivisées en seize variétés.

Première espèce.

Dartre furfuracée, dont le caractère général consiste en légères exfolliations de l'épiderme, semblables aux molécules de la farine ou aux écailles du son.

Cette espèce se subdivise en deux variétés :

Première variété.

Dartre furfuracée, volante ou pityriasis. Ses caractères sont : une mobilité, une fugacité extrême ; son apparition successive sur plusieurs parties du corps, et ses molécules farineuses se détachent avec une grande facilité.

Deuxième variété.

Dartre furfuracée, arrondie en lèpre. Elle a pour caractère des plaques en rond, plus dures et plus élevées au bord qu'au centre. qui souvent devient parfaitement sain et reprend sa couleur naturelle.

Deuxième espèce.

Dartre squammeuse.

Le caractère général de cette espèce consiste en des exfolliations de l'épiderme, plus larges que dans la furfuracée, peu difficiles à enlever ou tombant spontanément à mesure qu'elles se dessèchent.

Cette espèce se subdivise en trois variétés :

Première variété.

Dartre squammeuse humide ou eczèma. Son caractère particulier est une humeur ichoreuse, comparable à une rosée abondante, et des exfolliations de l'épiderme qu'on a comparé à des pelures d'ognon.

Deuxième variété.

Squammeuse centrifuge, psoriasis. Elle a pour caractère des cercles concentriques formés d'écailles transparentes qui se dessèchent, tombent et se renouvellent. Son siége d'élection est la paume des mains, les cercles vont en croissant du centre à la circonférence, jusqu'à ce que la main soit totalement dépouillée

Troisième variété.

Dartre squammeuse lichénoïde. Elle a pour caractère des écailles dures, coriaces blanchâtres, exactement semblables à des lichens pour la couleur et la consistance.

Troisième espèce.

Dartre crustacée ou croûteuse. Elle a pour caractère général des croûtes ressemblant au suc gommeux de certains arbres ; elles sont produites par le suintement d'un ichor visqueux et sont ordinairement jaunes (flavescentes), quelquefois grises, blanchâtres ou verdâtres.

Cette espèce comprend trois variétés :

Première variété.

Dartre crustacée, aplatie. Elle a pour caractère particulier des plaques diversement étendues, lisses en certains points et rugueuses dans d'autres.

Deuxième variété.

Dartre crustacée, mamelonnée. Son caractère particulier consiste dans des élévations et agglomérations de croûtes en forme de mamelon ou de segment de sphère.

Troisième variété.

Dartre crustacée stalactiforme. Elle a pour caractère particulier des croûtes qui croissent en forme de glaçons ou de stalactites, quelquefois jusqu'à la longueur d'un travers de doigt.

Quatrième espèce.

Dartre pustuleuse. Elle a pour caractère général des pustules plus ou moins volumineuses, plus ou moins rapprochées, renfermant une matière ichoreuse qui se dessèche et forme soit des écailles, soit des croûtes légères.

Première variété.

Mentagre ou labiale, caractérisée par des pustules recouvertes de croûtes légères, occupant par groupes diverses parties du menton ou des lèvres.

Deuxième variété.

Couperose ou goutte rose, caractérisée par la couleur rubiconde de la partie affectée ; son siége ordinaire est le nez, les environs du nez et le front.

10

Troisième variété.

Pustuleuse miliaire, caractérisée par de petites vésicules blanchâtres et luisantes, absolument semblables à des grains de millet.

Quatrième variété.

Pustuleuse disséminée, caractérisée par des boutons rougeâtres, dispersés çà et là ordinairement au front, sur la poitrine et derrière les épaules.

Cinquième espèce.

Dartre rongeante. Elle est caractérisée par des boutons pustuleux, dégénérant en ulcère rampant, fournissant un pus ichoreux et fétide, et portant profondément ses ravages. Cette dartre est généralement symptomatique d'une autre affection.

Première variété.

Dartre rongeante scrofuleuse, caractérisée par une couleur amarante, et surtout par l'ensemble des symptômes de la diathèse scrofuleuse.

Deuxième variété.

Rongeante vénérienne. Elle se distingue par

les signes, qui font reconnaître la présence de la syphilis. Nous en parlerons à l'article qui traitera spécialement de cette affection.

Troisième variété.

Rongeante scorbutique, caractérisée par la couleur violacée de la partie qui en est le siége, et les divers caractères de l'atonie.

Quatrième variété.

Rongeante idiopathique. On appelle ainsi la variété qui tient uniquement à l'infection dartreuse invétérée.

CHAPITRE V.

—

Considérations particulières sur chaque espèce.

La dartre furfuracée que j'ai prise pour type de la première espèce, commence par un sentiment d'ardeur et de démangeaison à l'endroit où elle se localise ; une multitude de petits grains imperceptibles s'y développent ; ces granulations augmentent peu à peu de volume ; la peau paraît enflammée et plus rouge que dans l'état normal; l'épiderme s'exfolie, avec les phénomènes qui caractérisent cette dartre et ses variétés. J'ai vu la dartre furfuracée, chez certains individus, couvrir toute la surface du corps; mais elle se montre plus généralement par plaques, en cercles sinueux, sur les endroits les plus secs de la peau, au voisinage des grandes aponévroses, aux articulations, etc. Elle n'altère pas les fonctions des organes intérieurs, mais il n'est pas rare de la voir se convertir en dartre squammeuse.

La dartre squammeuse débute ordinairement par l'apparition d'une rougeur vive sur un ou plusieurs points de la peau. Il s'y forme de très petites pustules, plus ou moins rapprochées et très multipliéés, qui donnent lieu à un prurit excessif. Il s'en écoule une matière ichoreuse dont l'odeur peut être comparée à celle de la farine échauffée ou du bois vermoulu ; mais bientôt la maladie paraît avec tous les caractères qui lui sont propres. Il est impossible de dépeindre les tourments affreux qu'endurent alors les malheureux qui en sont atteints.

Souvent, chez les individus en proie à la dartre squammeuse parvenue à un certain degré d'intensité, les fonctions intérieures s'exécutent mal. Cette maladie prend en quelque sorte les caractères de la dartre rongeante : on voit s'en écouler une matière purulente et fétide ; l'état des malades approche de celui des lépreux ; une fièvre continue, lente, se déclare ; les forces se consument ; le corps s'émacie, et la mort termine cette série de souffrances. Cependant, la dartre squammeuse ne paraît pas, en certaines circonstances,

plus alarmaute que la furfuracée : la variété centrifuge est une des affections cutanées les moins
fâcheuses. Sous l'influence d'un traitement simple, elle se termine par la desquamation successive de l'épiderme des mains. C'est ce que j'ai eu
l'occasion d'observer l'année dernière, sur un de
mes malades. Il parut profondément affligé quand
je lui appris que son affection était une dartre ; je
m'efforçai de le tranquilliser ; je lui conseillai l'u-
sage de la liqueur végétale dépurative, un régime
adoucissant et quelques bains. En deux mois, la
dartre disparut complètement et sans retour.

La dartre crustacée prélude par le sentiment
d'un prurit très violent, sur un ou plusieurs points
de la peau. Les malades y portent la main, se
grattent, et il se manifeste des pustules plates,
très petites, très nombreuses, et peu apparentes.
Les pustules se rompent, il en découle un fluide
ichoreux, qui se dessèche, se convertit en croûtes
de diverses formes ; les croûtes croissent journellement et acquièrent bientôt une certaine consistance. Quand elles tombent, ou elles sont vite
remplacées par des nouvelles, ou elles laissent,
dans le lieu qu'elles occupaient, des taches d'un
rouge obscur, qui ne se dissipent que lentement.

Il arrive quelquefois que les croûtes sont très adhérentes et se détachent fort difficilement ; alors le pus s'accumule, la peau s'enflamme, la dartre s'élargit, ses bords deviennent durs et calleux.

L'observation suivante peut faire reconnaître les phénomènes que présentent quelquefois les dartres croûteuses.

Mademoiselle G...., âgée de vingt-trois ans, tempérament sanguin, avait eu la gale dans son enfance ; depuis cinq ans elle était mal réglée et valétudinaire ; à l'âge de vingt ans, le flux menstruel s'était entièrement supprimé. C'est de cette époque que datait le développement d'une dartre qui a sévi sur elle d'une manière bien terrible. Voici l'état dans lequel je la trouvai, au 1er juillet 1842, lorsque je fus appelé à lui donner mes soins : une grande partie de la face était couverte de larges croûtes rugueuses en quelques points, lisses et jaunâtres vers les pommettes, d'un gris bleuâtre au menton ; le tissu cellulaire était entamé et tuméfié ; quelques parcelles de ces croûtes se détachaient de temps en temps ; les endroits, mis ainsi à découvert, étaient extrêmement rouges, parsemés de petits boutons desquels suintait une matière ichoreuse qui ne tardait pas à acquérir de la consistance; le haut de la poitrine et le cuir chevelu étaient aussi couverts de ces éruptions. Je prescrivis à la malade la liqueur végétale dépurative, en même temps que des moyens propres à rappeler ses règles, et, en moins de deux mois, les croûtes commencèrent à se détacher d'elles-mêmes; elles furent remplacées par de nouvelles du même caractère, mais moins épaisses. Elle continua pendant six mois son traitement dépuratif, et à mesure que la guérison approchait, on voyait les croûtes se succéder plus souvent et se montrer de moins en moins épaisses, ce qui annonçait la dépuration graduelle du sang; et enfin, vers le sixième mois de traitement, la malade fut complètement guérie.

La dartre pustuleuse se manifeste par de vives rougeurs, au milieu desquelles on voit s'élever divers boutons dont le sommet ne tarde pas à blanchir par l'effet du pus qui s'y forme; le pus se dessèche, et donne naissance à de légères croûtes en forme d'écailles, qui se détachent plus ou moins difficilement. A côté de ces boutons desséchés, s'élèvent d'autres boutons qui présentent absolument les mêmes phénomènes et suivent la même marche. Quelquefois, au lieu de boutons remplis de pus, ce sont de petits tubercules. La dartre pustuleuse varie singulièrement, soit dans son développement, soit dans ses symptômes : tantôt c'est un picotement léger, une sorte de formication, ou bien ce sont des démangeaisons violentes qui surviennent par intervalle ; tantôt c'est un état de tension fort incommode, tantôt c'est un prurit brûlant, surtout chez les individus dont la figure est couperosée : ils ont la face comme enflammée ; ils y éprouvent des feux dévorants, surtout après qu'ils ont bu ou mangé, après le coït ou un exercice violent.

Voici comment Furner peint cette variété de la dartre pustuleuse : la goutte rose, ainsi nommée à cause de petites gouttes rouges ou de petits tubercules répandus çà et là sur tout le visage, et principalement sur le nez. Les Latins l'appellent aussi *rubedo maculosa*; mais, selon moi, elle devrait s'appeler la brillante et éclatante enseigne des ivrognes ; c'est une maladie qui est très commune et comme endémique chez les peuples des Pays-Bas, qui ont l'habitude de boire beaucoup et avec excès. Quelques uns font trois degrés de cette maladie, qui sont : 1° la simple rougeur, 2° la rougeur pustuleuse, 3° la rougeur ulcéreuse.

Le visage et le nez deviennent quelquefois d'une prodigieuse grosseur, de manière qu'ils font horreur à voir tant ils sont monstrueux. J'ai connu un ivrogne si profondément atteint de ce mal, que, lorsqu'il était à table, le sang lui sortait habituellement par la peau du visage avec abondance, ce qui l'empêchait pour quelques moments de boire, et aussitôt que l'hémorrhagie avait cessé, il reprenait son verre, et ne le quittait point que sa face ne fût allumée comme un tison, de sorte qu'elle jetait, pour ainsi dire, du feu de tous côtés, et qu'elle aurait pu même éclairer dans les ténèbres.

La dartre pustuleuse est celle qui joue le plus grand rôle sympathique avec l'état des viscères, surtout avec le foie; quelques auteurs l'ont même appelée *dartre hépatique*.

La dartre rongeante n'est que trop souvent accompagnée de symptômes formidables; dans l'endroit où elle se développe, la peau est d'une rougeur érysipélateuse, le tissu dermoïde devient dur, bosselé, inégal; il s'y fait sentir une douleur sourde, qui bientôt se convertit en un prurit incommode; les malades se frottent, se grattent, l'épiderme se soulève, se déchire, et tombe; les papilles nerveuses, mises à nu, sont irritées ; la peau se tuméfie et présente l'aspect d'une pustule ulcérée d'où découle une matière si âcre, que toutes les parties environnantes en sont altérées, et l'on observe que plus cette matière est abondante, plus la maladie étend ses ravages. Cette dartre ne se borne pas au tissu réticulaire du système dermoïde, elle corrode toutes les parties qui le composent, et son principe n'épargne ni les muscles, ni les membranes, ni les vaisseaux ; il pénètre jusque dans la substance osseuse, la carie s'empare des os, et la matière purulente devient grisâtre et très fétide.

C'est dans ces circonstances qu'on observe les trois périodes décrites par Pinel : les malades commencent à être en proie à l'insomnie ; les fonctions intérieures, particulièrement la digestion, se troublent ; une diarrhée funeste et une fièvre lente se déclarent ; les parties inférieures s'infiltrent, et la mort vient terminer une si déplorable existence.

La dartre rongeante ne suit pas toujours une marche aussi funeste : elle se limite souvent à la face, qui est son siége le plus fréquent, et semble y concentrer toute sa violence, tandis que le reste du corps jouit des apparences de la santé : on dirait que la maladie est totalement isolée et locale , le vice dartreux n'excitant aucun trouble dans les autres parties de l'organisme ; elle suit cependant le mouvement de reptation qui caractérise les affections herpétiques , et on la voit attaquer successivement plusieurs parties du visage , laissant après elle de profondes cicatrices.

La dartre rongeante se trouve très souvent combinée avec le scorbut , la syphilis , les scrofules ; elle présente alors des symptômes propres aux maladies qui la compliquent , et il est quelfois très difficile de distinguer si elle n'est que symptomatique.

En général , lorsqu'elle est compliquée avec le scorbut, elle est livide, et la peau est parsemée de taches violacées ; lorsqu'elle tient au vice syphilitique, elle a une teinte cuivreuse ; lorsqu'elle se trouve unie à la diathèse scrofuleuse, elle présente une couleur amarante, et le tissu cellulaire est turgescent et plein de callosités. J'ai vu une femme de vingt-deux ans dont la figure fut, pour ainsi dire, labourée par une dartre rongeante, *lupus vorax ;* elle était devenue hideuse, et ne conservait plus aucune apparence de figure humaine ; son corps exhalait une odeur fétide et repoussante. Le traitement végétal dépuratif fit disparaître les croûtes; et, après un an, sauf les cicatrices vicieuses, la guérison fut complète.

CHAPITRE VI.

—

Diagnostic différentiel.

Plusieurs maladies ont beaucoup de ressemblance avec les dartres; il arrive même quelquefois qu'elles sont confondues avec ce genre d'affection : tels sont, entre autres, la teigne, la gale, les saphirs, le zoster, le cancer et la lèpre.

L'analogie est, en effet, très grande; ces maladies proviennent souvent des mêmes causes que les dartres; elles sont fréquemment accompagnées des mêmes symptômes et des mêmes phénomènes, et maintes fois on leur oppose avec succès le même traitement. Mais il existe certains caractères propres aux affections herpétiques , et avec un œil exercé et un tact médical que nulle théorie ne peut transmettre, on parviendra à les distinguer ; mais, je le répète, ce n'est qu'en observant long-temps les maladies avec soin et sagacité que l'on acquiert le tact médical si nécessaire dans ces circonstances.

Je vais donner les caractères à l'aide desquels on parviendra à les distinguer.

La teigne a son siége particulier sur le cuir chevelu, rarement sur les autres parties du corps ; elle est fréquente dans l'enfance, et jusqu'à l'âge de la puberté ; elle est très rare dans un âge plus avancé. On observe le contraire dans les éruptions herpétiques.

La dartre furfuracée et la squammeuse humide, lorsqu'elles siégent sur le cuir chevelu , sont les seules que l'on pourrait confondre , l'une avec la teigne farineuse, l'autre avec la teigne muqueuse ; mais elles offrent des différences faciles à saisir.

La dartre furfuracée se manifeste par des plaques en rond peu circonscrites et sèches ; la teigne farineuse offre l'aspect de couches continues et irrégulières, formées d'écailles humides se collant les unes aux autres , et constituant ainsi des croûtes molles. La dartre squammeuse humide est remarquable par l'humeur ichoreuse ressemblant à une rosée abondante qui exhale une odeur de bois vermoulu et pourri ; la teigne muqueuse, vulgairement appelée *croûtes de lait,* fournit une matière qui ressemble à du miel corrompu, et qui a l'odeur du lait aigri.

La gale a beaucoup de rapport avec la dartre pustuleuse, mais elle est très contagieuse ; les dartres ne le sont pas. Le développement de la gale est en général très rapide, celui des dartres a une marche chronique. La dartre pustuleuse se montre fort rarement entre les doigts des mains et aux plis des articulations, tandis que c'est dans ces endroits que la gale a principalement son siége.

Les saphirs, en latin *vari,* sont des tubercules de la grosseur des grains de chanvre ; ils sont rouges, durs, blanchissent à leur pointe ; leur siége est ordinairement au visage et au cou. Pour ne pas les confondre avec la dartre pustuleuse disséminée, il est bon de considérer qu'ils ne se manifestent le plus souvent que vers l'âge de la puberté, tandis que les dartres se développent à tout âge, et surtout dans la vieillesse. Les saphirs

n'excitent point le sentiment de prurit, qui constitue un des caractères des affections herpétiques.
La pustule dartreuse renferme du pus, et le sa-
phir contient une matière blanchâtre stéatoma-
teuse que l'on exprime sous forme d'un petit ver,
en pinçant et pressant le tubercule avec l'extrémité des doigts.

Le zona a aussi beaucoup d'analogie avec les
dartres : c'est un érysipèle pustuleux qui entoure,
en manière de demi-ceinture, quelques parties
du tronc, soit la poitrine, soit l'abdomen. Cette
phlegmasie cutanée excite moins une démangeaison qu'un sentiment de douleur brûlante et de
tension ; mais ce qui doit surtout la faire distinguer
des affections herpétiques, c'est sa marche plutôt
aiguë que chronique : cette maladie ne dure en
effet que vingt-cinq à trente jours.

Le cancer ressemble à la dartre rongeante par
le phénomène de l'érosion des parties ; mais il en
diffère par divers symptômes : la douleur, dans
le cancer, est lancinante, ressemble à une piqûre
d'aiguille ou de lancette, tandis que dans la dartre
rongeante elle ressemble à un sentiment d'ustion
ou de brûlure qui est continuel. Le cancer paraît
d'un gris blafard parsemé de points rouges et de

stries variqueuses ; la dartre rongeante a un aspect envenimé. La matière que fournit le cancer est une sanie cendrée dont l'odeur est supportable ; la dartre rongeante fournit un pus très fétide.

Lorsque les dartres squammeuses et croûteuses se manifestent par des symptômes très intenses, elles peuvent être confondues avec la lèpre. Cette dernière affection, autrefois si funeste, si universelle, est très rare aujourd'hui ; il ne s'en montre plus que de loin en loin quelques vains simulacres. Or, plus les occasions d'observer une maladie sont rares, plus les idées qu'on s'en forme sont vagues et imparfaites : aussi, pour établir ce point de diagnostic, je me servirai du langage d'Alibert : « Soit que les dartres se manifestent par des écailles, soit qu'elles se manifestent par des croûtes, elles ont des caractères tranchés qui les distinguent des différentes espèces de lèpres. » En effet, les squammes herpétiques sont lisses, plates, transparentes et souvent presque aussi fines que des pelures d'ognon ; tandis que les écailles de la lèpre sont larges, rugueuses, opaques, et souvent presque aussi épaisses que la peau de certains animaux. La même différence s'observe entre les croûtes qui appartiennent à l'une ou à l'autre de ces deux genres d'affection. Les croûtes des dartres sont plates, jaunâtres, et n'occupent qu'un petit espace ; celles de la lèpre sont larges, tuberculeuses, inégales dans leur surface, profondément sillonnées, d'une couleur verdâtre ou noirâtre, et laissant après leur chute des cicatrices profondes et considérables. Tels sont les divers caractères propres à faire distinguer les dartres des autres affections qui, par leur aspect, leur forme et leur siége, pourraient être confondues avec elles.

CHAPITRE VII.

Du prognostic des dartres.

Les dartres sont souvent des maladies plus désagréables que dangereuses. Le prognostic variera d'abord selon l'espèce. La dartre furfuracée, qui est la plus fréquente, n'a rien d'alarmant ; la squammeuse, la croûteuse, la pustuleuse, sont plus ou moins fâcheuses, selon leur degré d'intensité ; la rongeante est la plus funeste de toutes.

Les dartres, en général, sont plus ou moins dangereuses, selon une foule de circonstances, telles que la nature ou la permanence des causes, les caractères de la maladie, les lieux qu'elles occupent, suivant qu'elles sont récentes ou invétérées.

Les dartres transmises par hérédité, celles qui se développent dans un âge très avancé, qui attaquent les individus d'une constitution affaiblie, ou exténués par les excès, sont très difficiles à déraciner.

Lorsque des causes occasionnelles auront donné lieu aux affections herpétiques, le prognostic sera modifié suivant que le malade s'éloignera de ces causes, ou qu'il persistera à vivre sous leur influence.

La situation des éruptions herpétiques mérite quelques considérations relativement au prognostic, toutes choses égales d'ailleurs. Quand elles occupent les membranes muqueuses, elles sont plus fâcheuses que lorsqu'elles sont placées sur la peau proprement dite : le mucus qui lubréfie ces membranes leur sert, pour ainsi dire, d'aliments, et les entretient dans un état d'exaspération dont les effets sont très dangereux. Quand elles sont placées aux ailes du nez, au menton et aux plis des articulations, elles se montrent toujours très opiniâtres.

Les dartres sont souvent compliquées d'autres maladies, telles que les scrofules, le scorbut, la syphilis, quelquefois même elles n'en sont que des symptômes. Dans ce dernier cas, le prognostic doit se rattacher à celui de la maladie principale. Toute complication tend à rendre le prognostic grave. L'une des plus opiniâtres et contre laquelle échouent toutes les médications ordinaires, c'est celle des scrofules. La complication du scorbut est souvent fâcheuse ; celle de la syphilis l'est plus ou moins, suivant l'ancienneté de cette maladie et son degré d'intensité.

Lorsque par un traitement purement local, qui ne s'adresse qu'à l'effet sans détruire la cause générale, le vice du sang, le malade voit disparaître subitement sa dartre, et qu'il éprouve en même temps des symptômes douloureux, soit à la tête, soit à la poitrine, soit à l'abdomen, c'est un signe qu'il s'est opéré une métastase, que le vice dartreux n'a fait que changer de place, et qu'il va porter ses ravages, soit sur le cerveau, soit sur les organes de la vue, de l'ouïe ou de l'odorat ; soit sur les viscères de la poitrine, comme les poumons ; soit sur ceux qui sont contenus dans l'abdomen, comme le foie, l'estomac, les intestins, les reins, la vessie, l'utérus. Il en résulte alors des convulsions, l'épilepsie et diverses névroses, la cécité, la surdité, l'ozène, la phthisie, l'ictère, la gastrite, l'entérite, la néphrite, l'hydropisie, des catarrhes chroniques de la vessie, et différentes affections de la matrice ; en un mot, il n'est presque pas de maladies qui ne puissent être déterminées par la métastase du principe dartreux ; et combien de fois n'a-t-on pas vu, dans ces cas, survenir une fièvre lente, la consomption et la mort !

Telles sont les funestes conséquences d'un traitement qui n'a pas pour but de détruire le vice, le principe de l'affection dartreuse, et qui fait dire au public, avec vérité, que le remède est alors plus dangereux que le mal.

CHAPITRE VIII.

—

Du traitement hygiénique.

Tous les médicaments les mieux administrés, les mieux combinés échoueront, si les malades négligent d'observer un traitement hygiénique convenable.

Parmi les différents moyens dont il se compose, le régime est le plus important.

Ainsi, les nourritures indigestes, telles que les salaisons, les viandes noires, coriaces, fumées, les pâtisseries, les ragoûts, les fromages rances, les fruits verts, doivent être proscrits comme nuisibles au traitement.

Il faut non seulement faire choix de bons aliments, mais encore se conformer aux règles de la tempérance, ne prendre de nourriture qu'autant qu'il est nécessaire pour réparer et entretenir les forces.

Les liqueurs alcooliques sont presque toujours pernicieuses.

Puissent les malades se bien pénétrer de la nécessité d'un bon régime, nécessité confirmée par l'expérience, et ne jamais commettre des écarts qui deviennent trop souvent irréparables !

Je recommande l'usage du lait, du petit-lait, et en général un régime presque exclusivement végétal aux personnes atteintes d'affections dartreuses. Elles peuvent encore, sans beaucoup d'inconvénients, faire usage de quelques substances de facile digestion, telles que les viandes blanches, celles de jeunes animaux, le veau, les volailles, le lapin, l'agneau; de quelques poissons légers, comme les merlans, les limandes, les soles, les perches, la truite et la carpe ; la fibre très tendre de ces derniers se digère très promptement : il est peu d'aliments qui pèsent moins sur l'estomac ; mais on doit s'abstenir de manger du saumon, du barbot, de la morue et de l'anguille.

Enfin, le régime sera modifié suivant les tempéraments, les habitudes, l'âge, le sexe et le climat.

Après le régime, les meilleurs moyens hygiéniques à opposer aux affections dartreuses sont sans contredit la propreté, un exercice modéré, et l'habitation des lieux où l'on respire un air pur et libre.

Le malade devra avoir une extrême propreté et changer souvent de linge. Je me suis assez clairement expliqué contre l'usage des cosmétiques, pour n'avoir pas besoin d'insister sur la nécessité d'y renoncer ; les applications émollientes et adoucissantes, les bains pourront rendre de grands services et favoriser les progrès du traitement.

Si les dartres reconnaissent pour cause primitive ou sont entretenues par un trop grand exercice du corps, le malade prendra du repos, et ne fera plus qu'un exercice modéré.

Les bons effets que j'ai observés dans le changement de climat me font conseiller aux malades d'habiter, autant que possible, un lieu où l'on respire un air pur, et où les variations de la température ne sont ni subites, ni fréquentes.

Il faut tâcher de faire succéder aux peines morales des affections douces, paisibles et agréables, éviter soigneusement toute fatigue intellectuelle, et se procurer le plus de gaîté et de distraction qu'il sera possible de le faire.

Quand les dartres reconnaissent pour cause le genre d'occupations, il faut que le malade change de profession, s'il est possible, ou du moins qu'il ne s'y livre par la suite qu'avec de sages modifications. J'ai vu quelquefois des dartres se dissiper chez des personnes qui, d'une vie sédentaire, passaient dans une vie active qui exigeait un exercice continuel.

Il est des époques où les dartres doivent être traitées avec une précaution qui demande de la part du médecin une grande sagacité.

Dans l'enfance, par exemple, les dartres peuvent tenir à l'exubérance des sucs nourriciers et aux mouvements tumulteux de la dentition; on conçoit que, dans ces cas, ce serait des éruptions critiques et salutaires qu'il faut respecter.

Le traitement des dartres qui surviennent à l'époque critique chez les femmes, exige autant de prudence que de circonspection. Je n'emploie dans ces cas que des moyens doux et rafraîchissants, secondés par un régime convenable.

Chez les vieillards, au contraire, je me sers avec le plus grand avantage de moyens toniques, que je combine fréquemment avec mon traitement anti-dartreux.

CHAPITRE IX.

Traitement curatif.

Il faut, pour bien diriger le traitement curatif, avoir égard non seulement à l'espèce de dartres, mais encore aux causes, aux symptômes, aux complications et aux métastases.

Les moyens locaux devront différer selon les différents cas; il n'y a que le traitement par les bols dépuratifs et la liqueur végétale dissolvante qui devront toujours être employés, car sans eux il n'y a pas de guérison solide à espérer.

La dartre furfuracée, par exemple, cède souvent aux toniques, quelquefois les plus simples; mais vu son extrême mobilité, il n'est pas rare de la voir reparaître et se porter sur des parties essentielles à la vie, lorsqu'elle est seulement combattue par des moyens locaux, astringents et répercussifs.

La dartre squammeuse humide a un but dépuratif par elle-même ; elle est puissamment secon-
dée par l'usage des bols dépuratifs, mais seulement leur usage ne sera pas aussi long-temps continué que dans les autres espèces de dartres.

La pustuleuse et la croûteuse exigent que l'on
insiste plus particulièrement sur le traitement dépuratif; enfin, la rongeante nécessite quelquefois
l'emploi de quelques caustiques.

Il est difficile d'établir à cet égard des règles
fixes, puisque la durée du traitement doit varier
suivant la multiplicité, la diversité et l'intensité
des symptômes.

Quand les dartres sont compliquées de quelques maladies, le traitement devra varier suivant
la nature des maladies qui forment la complication,
et surtout selon leur degré d'intensité et d'importance. Si elles sont de nature à exiger un traitement identique, le cas sera favorable ; dans le
cas contraire, on suspendrait provisoirement le
traitement spécial pour ne s'occuper que de la
complication.

Les métastases dartreuses sont des accidents
que l'on doit prévenir, surtout lorsque l'on traite
des dartres invétérées ou fort étendues ; la pus-

tuleuse, à cause de ses rapports avec l'état des viscères, la rongeante à cause de son mauvais caractère, exigent des précautions particulières et un traitement beaucoup plus long et beaucoup plus rigoureux.

Parmi les nombreux moyens qu'on a employés pour combattre les dartres, le soufre est celui qui a joui de la plus grande faveur; on l'administre sous toutes les formes, comme sulfure de potasse, hyposulfite de soude, hydrosulfure hydrogène sulfuré, en boissons, bains, douches, pastilles, pommades. L'emploi de la pommade suivante, dont nous nous sommes servi souvent, a été quelquefois couronné de succès:

P. Sulfure de potasse, 10 grammes;

Axonge, 60 idem;

Huile de romarin, 1 idem.

Faites selon l'art.

Si le soufre administré sous cette forme peut rendre quelques services, il doit l'être sans danger surtout lorsqu'on l'administre à l'intérieur, à l'exemple de plusieurs médecins, qui vont même jusqu'à l'incorporer dans la soupe des malades. On ne doit point l'employer inconsidérément, car j'ai souvent observé que son usage était pernicieux aux personnes irritables, aux goutteux, aux épileptiques et aux scrofuleux. Bordeu avait déjà signalé le danger du soufre dans les dartres entretenues par une cause scrofuleuse.

J'ai employé aussi le bioxyde de mercure ou précipité rouge dans les dartres invétérées et rebelles, lors même qu'elles n'étaient pas de nature syphilitique, et il m'a réussi quelquefois. Voici ma formule :

P. Bioxyde de mercure, 1 gramme;

Axonge, 30 idem.

Mêlez selon l'art.

C'est cette préparation, sous forme de pommade, qui est la plus ancienne et la plus usitée encore aujourd'hui : mais il m'est arrivé quelquefois de lui voir produire sur la peau une irritation si forte que j'ai été obligé d'en cesser l'emploi. Swediaur assure avoir remarqué que le mercure portait dans l'économie une impression si vive et si stimulante que des accidents funestes, chez des individus pléthoriques, étaient survenus à la suite de son administration.

Je me sers quelquefois de tisanes amères de patience, de fumeterre, de saponaire, de trèfle d'eau, comme adjuvantes du traitement dépuratif général.

Je fais prendre des bains de vapeur toutes les fois que la peau est sèche et que la transpiration cutanée est depuis long-temps interrompue, comme il arrive souvent dans les dartres squammeuses très invétérées. Les bains n'ont pas une action directe sur le vice herpétique ; mais ils sont avantageux en ce qu'ils préparent le tissu dermoïde à l'action des autres remèdes.

Les lotions et les fermentations servent à procurer une sorte de bain local : on les prépare avec l'eau et le vin, le vinaigre, l'alcool et l'huile, seuls ou réunis en différentes proportions. On les charge le plus souvent de substances narcotiques ou excitantes, selon l'état dans lequel se trouvent les propriétés vitales de l'organe cutané.

Tandis que par l'emploi des dépuratifs pris intérieurement, on détruit le vice du sang, principe de la maladie.

Lorsque la peau est rouge et enflammée, l'application des émollients est très favorable ; je prescris alors les bains émollients et mucilagineux.

Je fais recouvrir la partie affectée d'une toile

de diachylum, préparée avec des substances calmantes, dans le but de ramener les conduits ex-
créteurs de la peau à leur état normal.

Je recommande aux praticiens ce moyen qui
est d'une efficacité constante.

Les purgatifs doux, employés à propos, m'ont
été souvent d'un secours très efficace. Mais les
moyens par excellence, ceux dont l'expérience a
constaté l'efficacité, c'est l'usage des bols dépuratifs, que j'emploie concurremment avec l'eau
dissolvante au premier degré; ils n'ont jamais
échoué dans le traitement des dartres, et n'ont
jamais produit les accidents qu'on voit souvent
survenir par le soufre, le mercure, l'arsenic, l'iode
et les autres moyens ordinaires.

Il ne suffit pas de guérir, il faut guérir sans
danger pour le malade : c'est pourquoi j'ai proscrit tous les moyens employés par la plupart des
médecins, pour ne me servir que de ceux dont
mon expérience personnelle constate chaque jour
les heureux effets.

Je dois aussi avertir les malades et les médecins
qu'il ne convient pas de cesser l'usage des bols
dépuratifs et de l'eau végétale aussitôt que les
dartres ont disparu, ce serait s'abandonner à une

trompeuse sécurité : il faut prolonger le traitement pendant un temps d'autant plus long que
l'affection a mis plus long-temps à disparaître, et
continuer l'observation des préceptes de l'hygiène,
afin de rendre la guérison solide et permanente.

CHAPITRE X.

*Observations relatives aux diverses
espèces de dartres.*

Première observation (Dossier **201**).

Dartre labiale, mentagre. — Guérison en deux mois.

M. F..., marchand de bois, âgé de quarante-
cinq ans, avait eu dans sa jeunesse plusieurs
maladies vénériennes qui avaient été mal guéries.
Il y a cinq ans, à la suite d'un excès de boissons,
il sentit des démangeaisons sur la lèvre supé-

rieure, qui furent bientôt suivies de l'apparition de petites vésicules. Au fur et à mesure que les vésicules perçaient, elles laissaient écouler une humeur blanchâtre, que continuait à sécréter les surfaces excoriées.

Il suivit, sans obtenir aucun résultat, le traitement de plusieurs médecins. Quand il vint me trouver il souffrait beaucoup, surtout lorsqu'il s'exposait au grand air, et toute la surface de la lèvre supérieure excoriée laissait suinter une humeur ichoreuse et fétide.

Je le soumis aussitôt à l'usage de la liqueur végétale dépurative, à la dose de huit ou dix cuillerées à bouche toutes les vingt-quatre heures.

La dartre fut pansée avec ma pommade antidartreuse ; en quinze jours elle disparut presque en totalité, et après deux mois de traitement, la lèvre était aussi propre et aussi nette que si elle n'avait jamais été malade.

Deuxième observation (Dossier 119).

Dartre squammeuse sèche. — Guérison en quatre mois.

M. B..., âgé de trente ans, d'une constitution lymphatique, né d'un père qui avait eu des dartres, portait depuis son enfance une dartre squammeuse circinée, sèche sur toute la paume des mains; elle était caractérisée par des écailles en rond qui tombaient pour faire place à d'autres; une démangeaison très vive s'y faisait quelquefois sentir. Je soumis ce malade au traitement par la liqueur végétale dépurative; je lui prescrivis en même temps des frictions avec la pommade anti-dartreuse, et après quatre mois de traitement il ne restait plus aucune trace de cette dartre qu'il portait depuis son enfance. Depuis un an qu'il est guéri elle n'a pas reparu, et la guérison est aussi solide que s'il se fût agit de guérir une dartre acquise ou qui datât de peu de temps.

Troisième observation (Dossier 21).

Dartre rongeante, *lupus vorax*.

M. L..., menuisier, âgé de trente-deux ans, vint réclamer mes soins pour une dartre rongeante qui occupait tout le côté droit de la lèvre supérieure, ainsi que toute la partie droite de l'aile du nez ; cet ulcère occasionnait des douleurs atroces et laissait échapper avec abondance une humeur fétide et corrosive qui enflammait toutes les parties environnantes. M. L... ne pouvait prendre aucun repos ; c'était en vain qu'il avait consulté plusieurs médecins : ils n'avaient apporté à sa triste position aucun soulagement.

Il fut mis à l'usage de la liqueur végétale dépurative ; la plaie fut pansée avec la pommade anti-dartreuse, et au bout de six mois sa guérison fut radicale.

Quatrième observation (Dossier 12).

Dartre squammeuse à la paume des mains; pustules dans le
voisinage de l'aine.

M. C..., négociant d'Orléans, âgé de quarante
ans, d'un tempérament lymphatique et d'un embonpoint considérable, vint me consulter au mois
de mai 1843, pour une dartre squammeuse dans
la paume des mains et des pustules aux environs
de l'aine, les unes au-dessus du pli, les autres au
dessous.

Je prescrivis la liqueur végétale dépurative à
l'intérieur, et je fis enduire les pustules avec la
pommade anti-dartreuse, deux fois par jour.

De retour chez lui, il commença de suite le
traitement, et au bout de vingt jours il m'écrivit
pour m'annoncer qu'il était guéri ; que cependant
il continuerait son traitement pendant une quinzaine, dans la crainte de voir le mal revenir de
nouveau, ce qui lui était déjà arrivé tant de fois,
qu'il n'osait plus compter sur rien.

Enfin, la guérison s'est maintenue, et depuis
deux ans aucun symptôme de cette affection n'a
reparu.

Cinquième observation (Dossier 3).

Dartre pustuleuse sur toute la surface du corps. — Guérison
en quatre mois.

Madame N..., âgée de vingt-cinq ans, d'un tempérament bilieux, avait tout le corps couvert de pustules tellement nombreuses et tellement rapprochées, qu'on aurait à peine trouvé sur la peau une place large et nette comme une pièce de cinq francs. La malade y éprouvait de la douleur et de la démangeaison, soit par l'impression de la chaleur, soit par l'impression du froid. Les ongles des doigts étaient percés vers leurs racines de petits ulcères ronds et secs.

Cette malade fut mise à l'usage de la liqueur végétale dépurative ; je lui fis faire une friction tous les jours, tantôt sur les cuisses, tantôt sur les jambes, les bras, en alternant tous les trois ou quatre jours. Elle suivit un régime végétal.

Elle m'a avoué depuis qu'elle avait le désespoir dans le cœur et qu'elle avait commencé mon traitement avec la désolante certitude qu'aucun médecin, qu'aucun remède n'était capable de la guérir.

Cependant, quinze jours s'étaient à peine écou-

lés que l'amélioration qu'elle vit dans sa position
la fit passer tout à coup d'un abattement excessif
à une sécurité sans bornes. La malade se crut
bientôt guérie. Un mois après les pustules avaient
disparu complètement, et son état ne laissait plus
rien à désirer. Je l'obligeai néanmoins à continuer
encore, vu la gravité de l'affection et son ancienneté, l'usage de la liqueur dépurative pendant
deux mois; et depuis cette époque deux ans ont
passé sans qu'aucun symptôme se soit manifesté,
et sa santé a toujours été parfaite.

Sixième observation (Dossier 101).

Dartre squammeuse humide. — Guérison.

M. M..., cultivateur, âgé de trente-neuf ans,
né de parents très sains, avait eu la gale à l'âge
de seize ans ; il fut traité par la pommade citrine
et guérit, du moins en apparence. Peu de temps
après, il se manifesta aux fesses et aux cuisses
des boutons énormes qui suppurèrent et disparurent rapidement : ils furent suivis de douleurs
vagues dans les membres.

A l'âge de dix-huit ans, livré au travail de la

moisson, il reste exposé toute une journée aux ardeurs d'un soleil brûlant. Le lendemain, il eut le
corps couvert de petits boutons presque imperceptibles, accompagnés d'une rougeur très vive
et d'un sentiment d'ustion; le symptôme alarmant
disparut subitement dans les vingt-quatre heures,
sans laisser aucune trace. Deux ans après, une
multitude de petits boutons fort rouges, réunis
par plaques, se manifestèrent aux articulations
des membres et aux parties internes des cuisses;
à mesure qu'ils se dissipaient, il se formait de
petites écailles furfuracées qu'on enlevait avec
facilité.

Après divers traitements peu méthodiques, les
boutons disparurent; mais le malade fut attaqué
d'une fièvre intermittente qui dura tout l'hiver,
et ne cessa que par l'apparition des mêmes exanthèmes. Depuis cette époque de sa vie jusqu'à
l'âge de trente-neuf ans, ce malheureux fut presque
tous les étés dans les traitements. Son mal cédait
en apparence; mais au retour du printemps l'éruption herpétique se renouvelait avec plus ou moins
d'activité.

Enfin, au commencement de juin 1842, il vint
me trouver; je le reconnus atteint d'une dartre

squammeuse humide. Toute sa peau, depuis le sommet de la tête jusqu'à la plante des pieds, était couverte d'écailles de différentes largeurs, ressemblant à des pelures d'ognon. Les plus grandes, en s'exfoliant, paraissaient adhérer fortement par un des bords, et, si on veut les enlever, elles ne se détachent que par fragments ; des gerçures de longueurs diverses circonscrivent ces écailles ; une vive rougeur, comparable à celle du carmin, est répandue sur tout le corps ; elle est accompagnée d'une chaleur si brûlante, que le malade se croit environné de flammes. Une humeur ichoreuse et abondante suinte de toutes parts ; il a des maux de tête très intenses, une soif vive et une constipation opiniâtre ; les urines sont rares et d'un rouge orangé ; la respiration est libre ; le pouls est un peu agité. Ce malade fut soumis à l'usage de la liqueur végétale dépurative à la dose de dix à douze cuillerées à bouche toutes les vingt-quatre heures ; deux fois par jour il frictionnait, avec la pommade anti-dartreuse, alternativement, toutes les parties recouvertes de la dartre, avec cela l'usage des bains tièdes simples et sulfureux, un régime végétal, doux ; quelques purgatifs de temps en temps, et une grande propreté, tel fut en résumé le traitement que je lui fis suivre. Peu à peu ses douleurs diminuèrent, le suintement se tarit, toutes les autres complications de la maladie disparurent. Au bout de deux mois, il ne restait plus que quelques écailles furfuracées qu'on enlevait avec facilité. Le malade continue son traitement pendant six mois, au bout desquels la guérison fut complète.

Septième observation (Dossier 99).

Dartre squammeuse ou écailleuse.

M. V..., âgé de dix-neuf ans, d'un tempérament lymphatique, était sujet depuis plus de huit ans à une éruption de dartres écailleuses qui recouvraient la presque totalité des bras et des aisselles. Cette affection se renouvelait chaque année au printemps, et avait résisté jusqu'alors à toute espèce de traitement. Ce jeune homme fut soumis à mon traitement anti-dartreux par la liqueur végétale dépurative et la pommade, et en un mois la guérison fut complète ; il continua, mais par pure précaution, son traitement le mois suivant, pour consolider sa guérison.

Huitième observation (Dossier 86).

Dartre miliaire. — Guérison en deux mois.

Un réfugié polonais, âgé de quarante ans, était réduit, lorsqu'il vint me trouver, à l'état le plus fâcheux par le nombre, le lieu et l'étendue des dartres miliaires qui s'étaient emparées du scrotum, du périnée, et même des aines. Cet homme arrivait de l'Amérique, où il avait éprouvé beaucoup de misère : ce ne fut que quelques jours après son débarquement qu'il s'aperçut de cette maladie. Après une foule de questions, auxquelles il satisfaisait fort mal, je crus démêler qu'il avait eu la gale, et qu'il l'avait desséchée en peu de jours par des moyens violents. Je ne doutai pas que cette dartre fût le résultat d'une gale rentrée, et je le soumis au traitement par la liqueur végétale dépurative et par les frictions avec la pommade anti-dartreuse, et en deux mois il fut complètement guéri. Je l'ai revu un an après la guérison, et il m'assura n'avoir éprouvé aucune démangeaison depuis son traitement.

Neuvième observation (Dossier 88).

Dartre ulcéreuse scorbutique.

M. J..., négociant à Bordeaux, âgé de trente-cinq ans, après avoir beaucoup voyagé sur mer, avait eu une affection scorbutique très intense qui disparut à son retour en France, pour faire place à une affection dartreuse du plus mauvais caractère. Il éprouva d'abord sur tout le côté gauche de vives démangeaisons dont il ne se plaignit que vaguement ; ce qui le tourmentait le plus c'était l'absence complète du sommeil. Il me fit voir son côté et son aisselle ulcérés à la suite des égratignures qu'il s'était faites ; ces ulcérations s'étaient multipliées et fournissaient une sanie fétide et très abondante ; des croûtes de matière ichoreuse environnaient quelques uns de ces ulcères. Ce cas est un des plus graves que j'ai jamais rencontré dans ma pratique.

Le traitement fut commencé par la liqueur végétale dépurative, à la dose de vingt cuillerées par vingt-quatre heures ; les ulcères furent pansés avec une pommade tonique appropriée ; le régime se composa de viandes fraîches et rôties, de légumes bien cuits, de vin vieux de Bordeaux. En quinze jours le malade commença à espérer ; il suivit ponctuellement mes conseils, et en cinq mois il fut radicalement guéri d'une maladie qui me donna d'abord de sérieuses inquiétudes, et dont la gravité faisait craindre pour la vie du malade.

Dixième observation (Dossier 86).

Dartre miliaire ou vésiculaire.

M. B..., officier en retraite, âgé de cinquante-huit ans, avait vu, à la suite d'un excès, survenir spontanément un nombre considérable de dartres miliaires sur toutes les parties de son corps. Si quelques unes disparaissaient, d'autres les remplaçaient presque aussitôt ; elles persistaient et étaient très incommodes pour le malade ; des démangeaisons fort vives se faisaient sentir et le privaient de son sommeil. Il fut mis à l'usage de la liqueur végétale dépurative à l'intérieur, et des frictions avec la pommade anti-dartreuse à l'exté-rieur, et deux mois après il partit pour la campagne dans un état de guérison presque complet. Il continua l'usage des médicaments, et m'écrivit quinze jours après son arrivée pour me remercier des soins que je lui avait prodigués et de l'heureux résultat que j'avais obtenu.

Onzième observation (Dossier 77).

Dartre érythémoïde. — Guérison en un mois.

M. V..., âgé de vingt-quatre ans , commis voyageur, était depuis quinze jours affecté d'une dartre vive à la partie supérieure et antérieure de la cuisse ; le malade m'avoua qu'il avait eu une gonorrhée et qu'il avait pris un remède qui lui avait été donné comme infaillible contre cette maladie, et que presque aussitôt la dartre avait paru. Devais-je rappeler l'écoulement dont la suppression brusque, par des moyens violents, avait déterminé l'apparition de la dartre par suite du virus rentré dans le sang, ou aller attaquer le mal dans le sang, où il s'était réfugié pour donner lieu à l'affection herpétique ? C'est à ce dernier parti que je m'arrêtai, et le malade fut traité avec la liqueur végétale dépurative et la pommade anti-dartreuse qui, en un mois, lui procurèrent une guérison complète.

Douzième observation (Dossier 31).

Dartre vésiculaire ou miliaire.

Madame G..., âgée de quarante-six à quarante-sept ans, arrivée à son temps critique, était incommodée par une dartre miliaire située derrière l'oreille. Les démangeaisons étaient insupportables, et notamment certains jours du mois. Je lui prescrivis la liqueur végétale dépurative, les bains tièdes, des tisanes délayantes. Je la purgeai quelquefois durant le traitement qu'elle suivit ponctuellement pendant deux mois, au bout desquels la guérison fut complète; il ne lui restait plus qu'une démangeaison dans l'endroit même occupé par les dartres, qui disparurent aussi dans le courant du troisième mois, et la guérison s'est toujours maintenue.

Treizième observation (Dossier 46).

Dartre furfuracée. — Guérison en deux mois.

M. C..., âgé de trente-cinq ans, d'un tempérament bilieux, éprouva dans l'été de 1842 une dartre furfuracée à la tête, qui lui occasionnait des démangeaisons si violentes, surtout pendant la nuit, qu'elle le privait de son sommeil. Il fut soigné par plusieurs médecins qui lui firent prendre une grande quantité de sirop anti-scorbutique, de bains sulfureux : rien ne put apporter du changement à sa position.

Lorsque je le vis pour la première fois, il était maigre, chétif, et avait le teint jaune ; il était triste et mélancolique. Je relevai son moral affecté en lui promettant une guérison certaine, et je le mis à l'usage de la liqueur dépurative. Quinze jours s'étaient à peine écoulés que les démangeaisons de la tête cessèrent ; sa santé revint peu à peu ; il recouvra son appétit, et sa mélancolie disparut. Tous les jours sa position s'améliora et en deux mois la guérison fut complète.

Quatorzième observation (Dossier 109).

Dartre rongeante. — Guérison en trois mois.

M. G..., âgé de vingt-six ans, d'un tempérament lymphatique, avait eu dans son enfance des gourmes à la tête. Il y a deux ans qu'un bouton se déclara sur le bout du nez ; à force de le toucher il s'envenima et se changea en ulcère rongeante qui dévora la pointe du nez et le cartilage qui en sépare les deux cavités. Je proposai la pommade anti-dartreuse pour panser cet ulcère, et à l'intérieur la liqueur végétale dépurative à haute dose, afin de détruire le principe dartreux qu'il portait depuis son enfance. Il suivit ponctuellement le traitement que je lui prescrivis, et dans l'espace de trois mois j'obtins une guérison radicale.

Quinzième observation (Dossier 21).

Dartre pustuleuse. — Guérison en un mois.

M. L..., âgé de trente-six ans, constitution forte, avait depuis un an la lèvre supérieure et le menton couverts d'un grand nombre de boutons très gros qui fournissaient une matière grisâtre et formaient des croûtes que le rasoir enlevait en envenimant la dartre ; la peau de la lèvre supérieure et du menton était rugueuse, et sa figure offrait un aspect dégoûtant.

Je le mis à l'usage de la liqueur végétale dépurative ; la dartre fut enduite légèrement, trois fois par jour, avec une faible quantité de pommade anti-dartreuse, et en un mois la guérison a été opérée.

***

Seizième observation (Dossier 29).

Dartre tuberculeuse. — Guérison en deux mois.

M. de C..., âgé de vingt-sept ans, d'une constitution lymphatique, né de parents scrofuleux, portait depuis trois ans des ulcères à la cuisse qui avaient succédé à des tubercules : ces ulcères donnaient une suppuration âcre, fétide ; les parties environnantes étaient le siége d'une vive démangeaison ; le malade avait usé des sirops de toute espèce, pris une foule de bains à vapeur sans éprouver la moindre amélioration. Il fut mis à l'usage de la liqueur végétale dépurative ; les ulcères furent pansés avec ma pommade anti-dartreuse, et, après deux mois de traitement, j'eus la satisfaction d'obtenir une guérison radicale.

Dix-septième observation (Dossier 187).

Dartre rongeante, *lupus vorax*. — Guérison en quatre mois.

Mademoiselle S..., âgée de vingt ans, blonde, et d'un tempérament éminemment lymphatique, avait eu des gourmes dans son enfance ; elle se régla à l'âge de quatorze ans, et, jusqu'à vingt ans, elle se porta assez bien. Il y a deux mois, il lui vint un bouton à la figure qui s'envenima rapidement, parce qu'elle le touchait sans cesse avec les doigts. Il s'ulcéra, et donna lieu à une suppuration fétide. Les moyens qu'on employa pour prévenir et guérir le mal, ne firent que l'aggraver : enfin elle était désespérée, lorsqu'elle eut recours à moi.

Je la mis à l'usage de la liqueur végétale dépurative ; l'ulcère fut pansé avec la pommade anti-dartreuse ; en huit jours ses ravages furent

arrêtés ; il commença à prendre un nouvel aspect ;
la malade se réjouit, en entrevoyant une guérison
certaine, et, en quatre mois, l'ulcère était cicatrisé, et, avec la santé, la gaîté était revenue. Je
l'ai revue un an après, elle ne s'était ressentie de
rien.

CHAPITRE XI.

—

Du traitement des scrofules ou humeurs froides.

Le traitement des scrofules se compose de
moyens hygiéniques et de moyens pharmaceutiques. Les premiers sont indiqués à toutes les
périodes de la maladie ; ils sont de première nécessité, si l'on veut retirer d'un bon traitement
pharmaceutique tous les avantages qu'on a le
droit d'en attendre. Les moyens pharmaceutiques,
au contraire, doivent être modifiés selon la pé-

riode de la maladie et les symptômes qu'elle présente.

Moyens hygiéniques.

Le premier est l'habitation d'un pays chaud, d'un lieu élevé où l'air soit sec et pur ; le logement sera exposé au soleil du sud-est, il doit être spacieux, placé au dessus du rez-de-chaussée, bien éclairé par plusieurs fenêtres, afin que l'air puisse y être constamment renouvelé ; on ferait même bien de tenir les croisées continuellement ouvertes, excepté pendant la nuit.

Les vêtements des malades devront être suffisants pour les garantir du froid ; ceux qui sont faits avec des étoffes de laine sont préférables surtout pendant l'hiver, mais il faut avoir soin de les laver fréquemment ; il importe même beaucoup d'entretenir la propreté du corps par de fréquentes lotions.

Les bains, employés comme stimulants, peuvent être très avantageux. On les prendra froids, au dessous de douze degrés du thermomètre centigrade ; Bordeu et Cullen regardaient les bains froids comme le moyen hygiénique le plus utile dans cette maladie.

On reconnaîtra que les bains froids sont avantageux, si, après l'immersion, une chaleur douce se répand sur tout le corps, si le malade se sent à son aise et s'il a un vif appétit, alors on pourra les continuer. Si, au contraire, il frissonne en sortant de l'eau, qu'il continue à avoir froid et qu'il s'assoupisse, il sera prudent de s'en abstenir. Dans tous le cas, l'immersion doit être de courte durée, cinq ou six minutes au plus, selon la force des sujets.

Les bains d'une chaleur modérée 28° à 30° centigrades pourront être employés chez les malades dont la faiblesse ne permet pas l'usage du bain froid. La durée des bains chauds doit être de dix à vingt minutes.

Les bains froids ou chauds agiront avec plus d'activité si on se sert d'eau de mer, ou d'eau contenant en dissolution une certaine quantité de sel commun, de sulfate de soude, de potasse ou de magnésie, etc.

J'augmente encore quelquefois les fonctions de la peau et j'excite en même temps tous les organes, en faisant faire des frictions avec de la flanelle imprégnée de vapeurs aromatiques ou d'une liqueur stimulante.

La nourriture des malades est un point très important ; elle doit se composer de substances toniques et riches en principes réparateurs. Les fruits, le lait, les farineux, les végétaux contenant beaucoup de mucilage ne leur conviennent pas. Le pain de froment bien préparé, la viande rôtie des animaux, le bouillon gras, les végétaux qui renferment un principe amer, tels que le cresson de fontaine, la chicorée verte, etc. ; le vin de Bordeaux pris modérément, quelquefois le café, les infusions amères et aromatiques seront très avantageux. On doit aussi prescrire ce régime à la nourrice, lorsque l'enfant est encore à la mamelle.

Un exercice modéré, toujours proportionné à l'âge, au sexe, aux forces de l'individu, convient essentiellement dans le traitement de cette maladie. Les enfants des ouvriers sédentaires devront bien se garder d'embrasser la profession de leurs parents ; les travaux de la campagne, et en général tous ceux qui exigent du mouvement en plein air et au soleil, contribueront beaucoup à fortifier leur constitution.

Un sommeil de dix heures pour les enfants, et de huit pour les adolescents et les adultes, sera toujours suffisant. Le lit ne doit pas être trop mou, il sera composé d'un matelas et d'un sommier garni de plantes aromatiques. On ne doit pas commencer de trop bonne heure à cultiver l'esprit des enfants scrofuleux, et lorsque l'âge propre aux premiers travaux intellectuels est arrivé, il ne faut pas qu'ils s'y appliquent trop fortement ; il importe surtout qu'ils ne soient pas contraints de s'en occuper long-temps, lorsqu'ils le font avec dégoût ; dans tous le cas l'étude doit être entremêlée de beaucoup d'exercices, dans un lieu vaste et bien ouvert, où le soleil donne continuellement.

Il faut aussi éloigner des scrofuleux tout sujet de tristesse, les entretenir de choses gaies, propres à relever le moral ordinairement affaissé ; la société des personnes vives et enjouées, les voyages amusants, en leur présentant un grand nombre d'objets nouveaux qui piquent leur curiosité, aideront à atteindre ce but.

Moyens pharmaceutiques.

Ils sont locaux et généraux :

Les moyens locaux seraient sans efficacité si l'on négligeait les moyens généraux et internes qui peuvent seuls rémédier à l'altération de la constitution; mais en les employant simultanément ils pourront être avantageux : ainsi lorsque l'engorgement des glandes n'est pas encore arrivé à ce point où la suppuration est inévitable, on parvient souvent à en obtenir la résolution en y faisant des lotions avec les infusions aromatiques ou en les recouvrant d'un emplâtre dissolvant. Je me sers, dans ce cas, d'un appareil dont je suis l'inventeur, et au moyen duquel je dirige sur les glandes engorgées la vapeur d'eau chargée des principes aromatiques du thym, de la sauge et de l'absinthe, que je projette dans cette eau au moment de son ébullition. Ces vapeurs aromatiques m'ont réussi si souvent que je n'hésite pas à en recommander l'usage aux malades, surtout lorsque l'engorgement est à son début.

Quand l'engorgement doit se terminer par la suppuration, qui, faute d'avoir connu les moyens de la prévenir, sera devenue inévitable, il convient de la favoriser au moyen d'un emplâtre suppuratif ou par une incision avec le bistouri.

Les moyens généraux ou internes, dont le but est de ramener à l'état normal une organisation dont toutes les parties sont altérées, sont les seuls qui puissent produire une guérison radicale et solide.

Je vais jeter un coup d'œil sur tous ceux qui ont été préconisés jusqu'à ce jour.

Le muriate de baryte a été vanté par Pinel, qui dit en avoir retiré de bons résultats chez des enfants qui avaient au cou des tumeurs ulcérées; il l'administrait à la dose de 5 centigrammes (1 grain) dans deux onces d'eau distillée, de trois jours en trois jours. Ce médicament, depuis tombé en désuétude, n'est plus guère employé.

Le mercure, qui avait été placé au premier rang parmi les anti-scrofuleux, est regardé maintenant par les médecins comme plus propre à produire cette affection qu'à la combattre.

L'iode, qui depuis vingt ans paraît former la base et peut-être même le seul traitement à opposer aux scrofules, a déjà beaucoup perdu de sa vogue. J'ai employé souvent cet agent thérapeutique, et je n'en ai pas retiré des résultats aussi avantageux que le docteur Lugol. J'ai vu, à la vérité, sous son influence, les symptômes scrofuleux se modifier, s'atténuer pendant son administration; mais, d'un autre côté, je l'ai vu amener rapidement la maigreur et détruire com-

plètement les forces digestives qu'il semblait augmenter dans le commencement de son usage. Voici
la formule sous laquelle je le faisais prendre :

P. Iode, 10 centigrammes ;
Iodure de potassium, 10 idem ;
Eau distillée, 250 grammes ;
Sirop de gentiane, 60 idem.

Faites, selon l'art, une potion à prendre par
cuillère à bouche dans la journée pour les grandes
personnes ; les enfants au dessous de sept ans
n'en prendront que la moitié.

Les succès obtenus par cette médication n'é-
taient pas assez satisfaisants pour que je la conti-
nuasse à l'intérieur ; j'y ai renoncé, principalement
à cause de la maigreur et de la fièvre qu'elle déterminait.

Lorsque je l'emploie encore, ce n'est plus qu'en
pommade. Voici la formule :

P. Iodure de potassium, 2 grammes ;
Iode, 50 centigrammes ;
Pommade de concombre, 30 grammes.
Mêlez exactement.

Je fais frictionner la tumeur, matin et soir, avec
gros comme une noisette de cette pommade.

Chaque friction devra durer cinq à six minutes jusqu'à parfaite absorption.

Je me sers quelquefois avantageusement, et selon les circonstances, de médicaments toniques pour rendre de la tonicité aux tissus, reconstituer les fonctions assimilatrices et imprimer à l'organisme la résistance vitale, tels que les préparations de quinquina, de gentiane, les infusés de houblon, de colombo, de la décoction de feuilles de noyer, des préparations ferrugineuses et l'huile de foie de morue.

Les infusions de houblon et la décoction de feuilles de noyer servent de boissons habituelles aux malades.

Mais le moyen par excellence, celui qui me procure les succès les plus nombreux, c'est l'usage de l'eau végétale dissolvante au troisième degré ; elle modifie la constitution générale en imprimant aux fonctions de nutrition une direction favorable. Son action bienfaisante est signalée par le retour plus ou moins prompt des forces et de l'embonpoint, et par son influence incontestable sur la maladie scrofuleuse elle-même. Je compte plusieurs guérisons de carie scrofuleuse des os du pied et de la main, et de carie des vertèbres avec abcès par congestion, que j'ai obtenues par ce moyen.

Pendant que je fais administrer à l'intérieur l'eau végétale dissolvante, dans le but de neutraliser dans le système lymphatique le principe de la maladie, j'emploie en même temps à l'extérieur une solution alcaline que je fais pénétrer dans le tissu des glandes, au moyen d'un fer chauffé à quarante ou soixante degrés.

Ce traitement général et local m'a toujours réussi, lorsque la diathèse scrofuleuse n'avait pas encore atteint toutes les parties et qu'elle s'était localisée.

Tel est mon traitement simple et facile à suivre dans une maladie contre laquelle on a épuisé tous les moyens de la thérapeutique ordinaire ; mais son administration réclame une main habile, car les doses, surtout de l'eau dissolvante, doivent varier selon l'âge, le sexe, la période de la maladie, ses complications, l'irritabilité ou l'atonie des organes gastriques ; selon, enfin, que les scrofules sont héréditaires ou acquises.

CHAPITRE XII.

—

Observations.

Première observation (Dossier 219).

Engorgement considérable des glandes du cou s'étendant d'une oreille à l'autre et jusqu'aux deux clavicules.

Madame G..., âgée de vingt-huit ans, cheveux blonds, lèvre supérieure un peu saillante et épaisse, avait été traitée inutilement pendant un an par plusieurs médecins, pour un engorgement lymphatique énorme, sous forme de tumeurs roulantes, s'étendant d'une oreille à l'autre et jusqu'aux deux clavicules. Ele ne pouvait tourner la tête ni à droite ni à gauche. Je lui prescrivis l'eau végétale dissolvante à l'intérieur, de quatre à cinq cuillerées par jour ; le matin, à jeun, une cuillerée à bouche toutes les demi-heures ; à l'extérieur, je fis appliquer deux fois par jour sur les tumeurs des compresses imbibées de la solution alcaline, dont je fis favoriser l'absorption par l'application du fer chauffé, ainsi qu'il a été dit ci-dessus, à 60 degrés. Un régime tonique et une tisane de colombo, de houblon et de feuilles de noyer : l'exercice au grand air et l'exposition au soleil, furent les moyens adjuvants dont je me servis. Au bout d'un mois, les tumeurs avaient diminué des deux tiers, les mouvemens de la tête étaient redevenus faciles. Le traitement fut continué encore pendant un mois, et il ne resta plus aucune trace des tumeurs pour lesquelles elle était venue réclamer mes soins.

Deuxième observation (Dossier 141).

Ulcères scrofuleux.

Mademoiselle L..., âgée de vingt ans, d'un tempérament lymphatique, peau d'une blancheur éclatante, avait été réglée à dix-sept ans ; elle avait dès son enfance des glandes engorgées au cou ; cet engorgement dura jusqu'à l'époque de la menstruation, et disparut comme par enchantement. Un an plus tard, il reparut de nouveau ; des abcès

se formèrent, un médecin les ouvrit, il s'en écoula
beaucoup de pus ; la cicatrisation ne se fit pas,
malgré tous les moyens employés par le médecin
ordinaire de la malade. Elle était au désespoir lorsqu'elle vint me trouver. Je la soumis à l'usage de
l'eau végétale dissolvante au troisième degré ; les
ulcères furent pansés avec une pommade siccative.
Elle suivit le régime et les préceptes hygiéniques
décrits plus haut. En moins d'un mois, les ulcères
furent cicatrisés ; elle continua encore pendant
un mois l'eau dissolvante, et, depuis près de deux
ans que la guérison a été opérée, elle s'est mariée,
et a toujours joui d'une santé parfaite.

Troisième observation (Dossier 160).

Carie des vertèbres ; abcès par congestion.

Un enfant de dix ans s'était plaint pendant long-
temps de douleurs dans le dos, auxquelles les
parents ne firent que peu d'attention, lorsqu'ils
s'aperçurent d'une tumeur qui se développait à
la partie supérieure de la cuisse gauche ; alors ils
firent appeler le médecin du lieu, qui prescrivit
l'application de deux cautères le long de la co-

lonne vertébrale, sur le point douloureux qui avait tant fait souffrir ce malheureux enfant. Il lui fit prendre le sirop anti-scorbutique à l'intérieur, avec la teinture d'iode. Malgré tous ces moyens, le mal augmenta, et ce fut dans ces circonstances que les parents m'écrivirent pour réclamer mes conseils. L'eau dissolvante, à la dose de deux cuillerées par jour, ne tarda pas à améliorer sa position ; la matière purulente de l'abcès fut résorbée, aidée par l'action de la solution alcaline et le régime. Enfin, trois mois de traitement suffirent pour amener une complète résolution de la tumeur ; la douleur disparut aussi, et l'enfant a repris son embonpoint, et se porte maintenant mieux que jamais.

Quatrième observation (Dossier 117).

Carie des os du pied.

M. S..., âgé de vingt-six ans, avait eu dans son enfance des gourmes à la tête et toutes les glandes du cou engorgées. Vers l'âge de quinze à seize ans, tout disparut, et M. S... continua à se bien porter jusqu'à l'âge de vingt-quatre ans, où des douleurs se manifestèrent au pied : elles furent regardées comme de nature rhumatismale, et traitées par les frictions camphrées. Pendant six mois, le mal ne fit qu'augmenter ; un abcès se forma et s'ouvrit sur le coude-pied droit ; une suppuration sanieuse et fétide s'en écoulait, lorsque je le vis pour la première fois. Je reconnus une carie des os du pied, dont l'aspect du malade me fit reconnaître la nature scrofuleuse. Il avait les yeux bleus, le nez épaté, gros et rouge, la lèvre supérieure épaisse et proéminente, le système osseux très développé. Je le soumis à l'usage de l'eau végétale dissolvante, à la dose de huit à dix cuillerées à bouche tous les jours ; l'ulcère du pied fut pansé avec la pommade siccative, et en trois mois la cicatrisation fut complète. Le malade, que j'ai revu il y a un mois, marche avec autant de facilité qu'avant sa maladie, n'a plus ressenti aucune douleur, et n'a pas cessé un seul instant ses occupations : aussi bénit-il le jour où il a eu le bonheur de s'adresser à moi pour réclamer mes soins.

Je ne multiplierai pas davantage ces observations : celles-ci suffiront pour prouver l'efficacité de mon traitement, et sa supériorité sur tous les moyens généralement employés.

CHAPITRE XIII.

Du traitement de la syphilis.

Gonorrhée, bubons, ulcères à la gorge, tâches sur la peau, exostoses, etc.

La gonorrhée est une maladie qui guérit souvent spontanément sans autre secours que les bains, le repos et la tranquillité, les boissons rafraîchissantes, telles que les tisanes de chiendent, de graines de lin, l'eau édulcorée avec le sirop d'orgeat ; mais dans ces cas, la guérison n'est qu'apparente, la maladie est rentrée dans le torrent circulatoire, et se manifestera tôt ou tard inévitablement dans une autre partie du corps par des ulcères, des caries, des exostoses, et tout le cortége effrayant de l'infection vénérienne, si on n'a pas soin d'aller attaquer dans le sang le principe de la maladie par un traitement général bien suivi et complet.

Les moyens que l'on emploie habituellement pour combattre la gonorrhée ne sont, pour la plupart du temps, que locaux, et n'ont pour but que la suppression de l'écoulement.

Le copahu, qui est le remède le plus en vogue, est un médicament dangereux dont les médecins auraient déjà dû faire justice. Il détruit l'appétit, rend les digestions longues et pénibles, cause des douleurs à l'épigastre, donne des coliques, la diarrhée, une chaleur brûlante à la peau, et quelquefois même il cause une affection cutanée, qui n'est que l'expression de la vive irritation que son usage porte dans nos organes intérieurs.

Le poivre cubèbe n'a pas tous les inconvénients que l'on reproche au copahu ; il n'en est cependant pas exempt. On l'administre à la dose de dix, quinze, vingt ou trente grammes par jour, délayé dans de l'eau.

Le nitrate de potasse, qu'on emploie dans les tisanes à la dose de cinq à six décigrammes par litre, agit très activement sur les voies digestives ; ses effets, comme poison, doivent être redoutés.

Il en est de même du sulfate de potasse, que l'on administre à la dose purgative dans cette affection, et dont Hunter dit avoir retiré de bons effets.

Le très grand nombre de substances qu'on emploie en injection, telles que les préparations de plomb, de zinc, de cuivre, le nitrate d'argent, etc., ont le grand inconvénient de produire des rétensions d'urine, par suite du rétrécissement du canal de l'urètre qu'elles occasionnent très souvent.

J'emploie avec succès, pour combattre la gonorrhée, une injection balsamique qui supprime l'écoulement, en donnant du ton à la membrane muqueuse de l'urètre, et fait disparaître les rétrécissements. En même temps, je prescris à l'intérieur les bols dépuratifs dont j'ai parlé dans le traitement des dartres.

Le mercure, que beaucoup de médecins rejettent avec raison du traitement des maladies syphilitiques, a fait beaucoup de victimes. J'ai vu dans les hôpitaux des médecins employer le mercure dans tous les cas, avoir des insuccès nombreux, déterminer même des accidents sans renoncer à ce dangereux médicament. J'ai vu des chancres sur le gland traités avec de l'onguent mercuriel, déterminer un cancer qui a rongé jusqu'aux pointes du corps caverneux qui paraissaient à découvert.

J'ai vu des bubons ouverts traités par la même méthode, à l'extérieur, par l'onguent mercuriel, et à l'intérieur par la liqueur de Van Swiéten, dégénérer en ulcères cancéreux et rongeants, dont on n'a pu arrêter les ravages.

Huber, auteur allemand, démontre que les symptômes syphilitiques les plus graves se manifestent dans les pays où le mercure est d'un plus fréquent usage.

De ce qui précède, et de mille autres faits que j'ai observés dans les hôpitaux, je conclus que, par le traitement mercuriel, la maladie ne fait que prendre de l'accroissement, que le virus se propage jusque dans les parties les plus intimes de l'économie pour y porter ses ravages, et que le mercure agit en sens contraire du but que l'on doit se proposer, c'est-à-dire la purification du sang du vice qui l'infecte.

Depuis long-temps le besoin d'un moyen anti-syphilitique par excellence se faisait sentir; il devait être simple, commode, efficace et sûr, embrasser dans son application tous les cas possibles de maladies syphilitiques, convenir à toutes leurs périodes, à toutes les formes qu'elles affectent et à tous les sujets qui les éprouvent. C'est là le problème que je suis parvenu à résoudre, à force de veilles et d'expériences. La poudre végétale que j'emploie tous les jours avec un succès constant dans toutes les périodes de la syphilis, a la propriété de détruire le virus, le principe même de l'affection, en pénétrant, au moyen du sang, dans toutes les parties les plus sècrètes de l'économie animale.

Elle fait la base de mon traitement général. Dans les premiers jours de son emploi, elle augmente la sécrétion urinaire, et détermine de petites sueurs passagères qui durent depuis le commencement de la cure jusqu'à la fin. Elle partage quelquefois son action médicamenteuse entre les reins et les intestins : tout en provoquant des urines abondantes, elle purge en même temps légèrement; l'expérience m'a prouvé que ce dernier effet était toujours favorable et hâtait la guérison. Cette médication détermine à la fois plusieurs actions organiques qui concourent toutes à la guérison de la maladie.

La poudre végétale se prend à la dose de quatre à cinq cuillerées à bouche, dans la journée et dans l'intervalle des digestions.

A ce moyen général, je joins des moyens locaux qui diffèrent selon les cas. Je détermine la résolution des bubons, leur disparition graduelle par une solution fondante dont je fais humecter des compresses qu'on entretient constamment sur la tumeur.

Les ulcères sont lavés avec cette même solution, ainsi que les taches et éruptions vénériennes.

Quand les ulcères vénériens sont très douloureux, et qu'ils sont situés sur les parties génitales ou toute autre partie de la surface cutanée, je les fais panser pendant quelques jours avec la pommade suivante :

P. Cérat simple, 30 grammes ;

Extrait d'opium, 50 centigrammes.

Faire dissoudre l'extrait et l'incorporer peu à peu dans le cérat.

Contre les maladies des os, les exostoses, les caries dépendant du vice syphilitique, je fais faire des fumigations sur la partie malade avec la poudre anti-scorbutique calmante, projetée par pincée sur des charbons ardents. Ces fumigations sont continuées aussi long-temps que les douleurs ostéocopes se font ressentir.

Les observations qui forment le sujet du chapitre suivant feront mieux connaître l'efficacité de mes moyens, en même temps qu'elles en indiqueront l'emploi selon les cas et l'hygiène qui leur convient.

CHAPITRE XIV.

—

Observations.

Première observation (Dossier 400).

Ulcération syphilitique de la jambe droite. — Guérison.

Mademoiselle C...., âgée de vingt-cinq ans, d'un tempérament lymphatique, voyait chaque hiver, et depuis quatre ans, se développer des ulcères dont la nature méconnue fit soumettre la malade à des médications palliatives. Ennuyée de l'insuffisance des moyens employés jusque là, elle eut recours à moi. L'ulcération de la jambe était considérable, elle s'étendait de deux travers de doigt au dessous de la tubérosité du tibia jusque vers le quart inférieur de la jambe; sa largeur était de quatre pouces environ; ses bords, irrégulièrement découpés, durs, plus saillants que la peau saine qui les environnait, coupés à pic, circon-

scrivaient cette large surface d'une profondeur
inégale, grisâtre dans quelques points, d'un rouge
violacé et d'une nature fongueuse et saignante.
Dans d'autres, elle était parfois recouverte de
croûtes épaisses qui, après leur chute, étaient
bientôt recouvertes d'une nouvelle croûte.

Ces caractères et les renseignements fournis
par le malade furent suffisants pour établir notre
diagnostic.

Elle fut soumise à l'usage de la poudre végétale
dépurative, à la dose de huit cuillerées à bouche
toutes les vingt-quatre heures; l'ulcère fut pansé
avec la pommade anti-syphilitique; je recommandai en outre des soins de propreté, un régime
doux et le repos; six semaines après, l'état de la
malade était si satisfaisant, que je lui permis
d'aller à la campagne, où elle recouvra la gaîté
et l'état florissant de santé qu'elle avait cinq ans
auparavant, et, suivant mes avis, elle continua
l'usage de la poudre dépurative, afin d'assurer la
solidité de la guérison et de prévenir le retour de
la maladie; enfin quatre mois après, je lui fis
cesser tout traitement, et depuis deux ans la guérison ne s'est pas démentie un seul instant.

Deuxième observation (Dossier 625).

Végétation **aux parties génitales.** —Guérison en deux mois.

Mademoiselle M..., âgée de vingt-quatre ans, d'un tempérament éminemment sanguin, est affectée le 2 juillet 1842 de nombreuses végétations envahissant le mont de Vénus, la partie supérieure et interne des cuisses, la face externe et interne des grandes lèvres, ainsi que la muqueuse tapissant l'orifice du vagin, et ne peut indiquer d'une manière positive l'époque de l'invasion qu'elle croit d'ailleurs très éloignée.

Depuis cette époque jusqu'au 10, je lui fis prendre quelques bains et une tisane délayante pour combattre les symptômes inflammatoires ; enfin, le 10, je lui fis commencer l'usage de la poudre végétale dépurative ; les végétations furent lavées avec la solution alcaline fondante, et en un mois toutes les végétations avaient disparu. Elle continua l'usage de la poudre dépurative pendant un mois, afin de consolider la guérison.

Troisième observation (Dossier 10).

Mademoiselle Julie V..., âgée de vingt ans, couturière, vint me trouver au mois de juin 1842, pour se faire guérir d'une ulcère dans le nez, sur la cloison même des narines, qui établissait une communication incommode entre les deux cavités nasales. Le petit doigt fourvoyé dans l'une ou l'autre de ces cavités découvrait facilement la perforation; le nez en dehors était rouge et gonflé; la malade languissait depuis un an entre les mains d'un vieux médecin. Elle fut envoyée chez moi par un confrère. Tous les symptômes exposés plus haut me parurent d'un caractère suspect; je n'osai pourtant point exprimer mes doutes, ni faire les questions qui auraient pu les convertir en certitudes, dans la crainte d'humilier une personne que je voyais pour la première fois et qui s'expliquait en présence d'un tiers. Je proposai la poudre végétale dépurative; des injections dans les narines avec la solution alcaline affaiblie; un régime végétal et doux. Le traitement fut commencé dès le lendemain. La malade éprouva pendant les premiers jours des selles, des sueurs et des urines très abondantes ; les évacuations se modérèrent peu à peu, et la guérison de l'ulcère fut parfaite au bout d'un mois. Elle continua néanmoins la poudre dépurative pendant quelque semaines, et pendant ce temps l'appétit, l'embonpoint, la fraîcheur, ne tardèrent point à revenir, et cette demoiselle est devenue une des plus belles femmes de son quartier.

Quatrième observation (Dossier 114).

Gonflement d'un testicule ; douleurs ostéocopes.

M. G..., commis marchand, âgé de vingt-huit ans, avait essuyé un grand nombre de maladies vénériennes, toutes imparfaitement guéries. Il éprouva, en revenant de voyage, des douleurs ostéocopes insupportables et un gonflement plus incommode que douloureux du testicule droit. Le malade avait abusé du mercure ; on lui en avait fait prendre une forte quantité dans les traitements qu'il avait suivis. Je le soumis à l'usage de la poudre végétale dépurative ; des compresses de la solution alcaline fondante furent maintenues appliquées sur le testicule : en un mois la guérison fut complète. Je lui fis continuer la poudre végétale dépurative pendant un mois encore, et depuis deux ans il ne s'est jamais aussi bien porté. Tous les symptômes d'infection ont disparu, et son embonpoint a fait tant de progrès qu'il est maintenant beaucoup plus gros qu'il n'était auparavant. C'est un changement dans la constitution que d'autres personnes m'ont offert, après mon traitement, d'une manière plus remarquable.

Cinquième observation (Dossier 24).

Ulcération du voile du palais. — Guérison en deux mois.

Joséphine V..., âgée de vingt-sept ans, d'un tempérament lymphatique sujette aux flueurs blanches et à une menstruation irrégulière, vint me consulter en 1842, pour un chancre situé dans la gorge, qui avait rongé une grande partie des amygdales et des piliers du voile du palais, la déglutition était laborieuse et pénible. J'ordonnai à l'intérieur la poudre végétale dépurative, et je fis gargariser avec la solution alcaline étendue d'eau. En un mois les ulcérations disparurent, la malade continua encore un mois l'usage de la poudre, et elle reprit bien vite sa fraîcheur et son embonpoint.

______

Sixième observation (Dossier 31).

Ulcères du nez; gonorrhée.

Mademoiselle Julie B..., âgée de vingt-deux ans, demoiselle de comptoir dans un des premiers cafés de Paris, vint me consulter en 1843 pour un chancre qui dévorait l'entrée des narines, et dont l'aspect n'était point équivoque. Cet ulcère s'étendait profondément dans l'intérieur des narines, il s'écoulait tous les jours par les narines une grande quantité de matière purulente dont son mouchoir était imprégné. Cette malade éprouvait pendant la nuit une insomnie cruelle, occasionnée par une névralgie faciale du côté droit. Les parties génitales, par lesquelles avait commencé l'infection, participaient encore à la maladie; un écoulement verdâtre avait lieu par le vagin et le canal de l'urètre.

Elle était en traitement depuis un an et avait reçu les soins de plusieurs médecins distingués de la capitale ; ils avaient employé le mercure sous toutes les formes, sans parvenir à aucuns résultats.

Je lui proposai d'abord l'usage de la poudre dépurative à l'intérieur, des injections furent faites dans les narines avec la solution alcaline ; elle prit ensuite des bols balsamiques, et un régime doux et végétal compléta cette médication.

Dès les premiers jours les médicaments opérèrent par les selles, les sueurs et les urines ; leur action se concentra ensuite de plus en plus sur les voies urinaires. Toutes les nuits néanmoins la malade, après un sommeil paisible de quelques heures, éprouvait une petite sueur qui l'obligeait à changer de linge au moins une fois. Six semaines s'étaient à peine écoulées que la névralgie avait entièrement cessé ; le chancre du nez était cicatrisé et sans laisser dans les parties aucune déperdition sensible de substances, et l'écoulement par les parties génitales avait complètement disparu. Je lui fis continuer l'usage de la poudre végétale dépurative seulement pendant deux mois, durant lesquels l'appétit revint et avec lui la fraîcheur et l'embonpoint. Cette demoiselle reprit sa place au comptoir, et depuis ce temps elle s'est toujours bien portée et n'a plus ressenti aucuns symptômes de son ancienne maladie.

Septième observation (Dossier 280).

Syphilides; pustules au visage et au front.

M. F..., négociant à Bordeaux, âgé de quarante ans, avait eu plusieurs maladies vénériennes; il avait eu des chancres à la gorge, qui avaient été traités par le mercure; lorsqu'il m'écrivit, au mois juin 1844, qu'il était atteint de boutons au visage et au front, qui résistaient, depuis trois ans, au traitement de tous les médecins de la ville, il me rappela en quelques mots ses anciennes maladies et les traitements qu'il avait suivis. Je n'eus plus aucuns doutes sur leur nature, et je le soumis à mon traitement habituel. La poudre végétale dépurative à l'intérieur, et la solution alcaline en lotion sur les boutons. Je le priai de me donner de ses nouvelles au bout d'un mois, et à cette épo-

que je reçus une lettre par laquelle il m'annonçait sa guérison et son intention de continuer
encore quelques temps l'usage des médicaments,
afin de prévenir le retour de sa maladie.

Depuis cette époque, je n'ai plus entendu parler
de ce malade, qui probablement n'aura plus eu
besoin des secours de la médecine.

Huitième observation (Dossier 211).

Bubon ; chancre aux grandes lèvres. — Guérison en un mois.

Madame L..., âgée de trente ans, avait reçu
de son mari en 1843, l'infection syphilitique qui
consistait en un chancre profond sur la grande
lèvre du côté droit, et un bubon de la grosseur
d'un œuf du même côté; les symptômes étaient
dans cet état lorsque je visitai la malade quinze
jours après leur apparition.

Je prescrivis la solution alcaline en application
sur le bubon et en lotion sur le chancre ; la
poudre végétale fut prise à l'intérieur et en un
mois la guérison fut complète ; je fis néanmoins continuer encore pendant quelques jours la

poudre végétale dépurative ; la malade devint grosse peu de temps après et mit au monde un un enfant sain et même robuste.

Neuvième observation (Dossier **210**).

Chancres à la verge ; blennorrhagie. — Guérison en quinze jours.

M. L..., mari de la dame qui fait le sujet de l'observation précédente, âgée de trente-huit ans, avait contracté une blennorrhagie et un chancre avec une fille publique. Il souffrait depuis dix jours, et la maladie faisait des progrès, lorsqu'il vint me trouver ; je le soumis à l'usage des bols balsamiques et de la poudre dépurative ; les chancres furent pansés avec la solution alcaline. Au bout de huit jours tout avait disparu ; il continua huit jours encore son traitement, et depuis cette époque il ne s'est manifesté aucuns symptômes d'infection.

Je pourrais ajouter encore à ces observations un grand nombre de guérisons, mais je me bornerai à citer les précédentes, parce qu'elles suffisent pour constater la variété et la gravité des cas de syphilis qui ont été traités avec succès par mon nouveau traitement.

CHAPITRE XV.

—

Considérations générales sur le rhumatisme et sur la goutte.

Le hypothèses et les faux raisonnements établis sur les causes et la nature de ces maladies, me forcent à en dire quelques mots avant d'aborder la question importante du traitement.

Elles sont généralement le résultat du passage brusque du chaud au froid, ou de la suppression de la transpiration cutanée ; mais ces causes peuvent produire mille autres affections, suivant la disposition physique et morale de l'individu.

Brown les attribue au chaud, Grimaud au froid,

d'autres à la répercussion de la sueur ou au transport de l'irritation gastrique sur les muscles, etc. Enfin, si l'on examine les diverses topographies médicales de France, on voit avec étonnement que le rhumatisme et la goutte sont à peu près aussi fréquents au nord qu'au midi.

La goutte commence par une seule petite articulation, tandis que le rhumatisme goutteux débute par plusieurs petites surfaces articulaires, voilà pour le début; mais ces deux maladies, quand plusieurs accès ont eu lieu, se manifestent par les mêmes symptômes et la lésion des mêmes articulations : alors il devient impossible de distinguer entre elles ces deux affections, qui, à vrai dire, ne sont que la même.

Les anciens, qui avaient pris en considération le résultat de ces maladies, et ne s'étaient pas arrêtés à leurs symptômes primitifs, les confondaient avec raison sous le nom de goutte.

Les raisons qu'on a voulu donner pour distinguer ces maladies, et en faire deux affections de nature différente, ne sont rien moins que plausibles. Ainsi, on a dit que la goutte était plus douloureuse que le rhumatisme ; mais je répondrai que j'ai vu, et que je vois encore tous les jours, des goutteux souffrir moins que des rhumatisants. Le rhumatisme est le produit du froid, et la goutte n'en a pas besoin pour éclater ; mais ne voit-on pas les accès de goutte reparaître de préférence à l'époque où les variations atmosphériques ont lieu. On dit encore que la goutte diffère du rhumatisme, en ce qu'elle est héréditaire : cependant l'observation prouve que la plupart des goutteux sont issus de parents sains. Le système musculaire, les aponévroses, les tendons et les capsules synoviales des articulations ne sont que les tissus des localisations successives par lesquelles se manifeste l'existence du principe morbide goutteux, rhumatismal, dont le siége primitif est dans le sang. S'il en était autrement, comment pourrait-on se rendre raison de leurs métastases au cerveau, aux poumons ou au cœur, si le vice primitif de ces affections n'était pas dans les fluides de l'économie ?

Pour moi, le rhumatisme et la goutte sont deux affections de nature identique qui ont leur source dans un principe spécifique, un virus acide, provenant en général de la répercussion des sueurs, auquel le sang sert de véhicule.

Les principaux caractères qui font distinguer

ce vice des autres altérations du système sanguin, sont : 1° son siége de localisation dans les
organes fibreux, les muscles, les tendons, les
aponévroses, et en général toutes les articulations;
2° son extrême facilité à se transporter d'un point
de l'économie dans un autre; 3° son intermittence
ou ses alternatives plus ou moins fréquentes, plus
ou moins soudaines de disparition ou de réap-
parition. Le rhumatisme et la goutte forment donc
une classe naturelle de maladie dont les caractères sont bien tranchés, et qu'il est impossible
de confondre avec les autres genres d'affections.

Les douleurs articulaires ne sont que les symptômes d'une maladie spécifique dépendant du
virus goutteux-rhumatismal. En effet, une maladie franchement inflammatoire, comme la pneumonie, la pleurésie, garde, en toutes circonstances
et sans exception, le caractère d'inflammation;
mais dans le rhumatisme et la goutte, il n'y a
souvent que la douleur qui constitue à elle seule
tout le mal : d'autres fois, à la douleur il se joint
seulement de la chaleur; quelquefois même, par
opposition à la loi des inflammations, c'est un
sentiment de froid qui coexiste avec la douleur,
et celle-ci, en bon nombre de cas, n'est point

exaspérée par la pression, mais au contraire soulagée par le frottement. Puis, si un malade atteint de rhumatisme ou de goutte vient à succomber, l'autopsie ne montre point que l'état du muscle ou de l'articulation affectés diffère en rien de l'état sain : aucune altération anatomique ne peut y être découverte ; on ne trouve pas même dans le tissu cellulaire des interstices musculaires les moindres traces d'une augmentation d'exhalation, cachet ordinaire des inflammations à leur plus faible degré. C'est donc une maladie générale du sang liée à une cause unique, à un virus qui fait le fond et l'essence de ces maladies.

Mais, me dira-ton, quelle certitude avez-vous que cette maladie articulaire, que les auteurs nomment goutte quand elle commence par le gros orteil ou une seule articulation, et rhumatisme quand plusieurs petites articulations en sont le siége, quelle certitude avez-vous qu'elle ne doive pas se comporter comme elle l'a fait jusqu'ici, et être par conséquent incurable ? Je répondrai que l'expérience m'a appris que les individus traités par ma méthode guérissaient avec autant de facilité que ceux qui étaient atteints d'une autre maladie ; que si cette maladie est incurable, c'est

par la raison qu'on ne l'a pas traitée conformé-
ment à sa nature, et que c'est surtout aux articulations qu'il faut appliquer cet axiome : Que plus
une partie de notre économie a été en proie à
une affection, plus cette affection a de tendance
à s'y montrer et à persister.

Par mon traitement, qui s'adresse principalement au principe morbide ou virus de l'affection,
je réussis toujours à dompter la maladie en peu
de temps, sans en laisser aucune trace ni dans le
sang, ni dans la partie qui en a été le siége ; tandis
que par les moyens généralement employés, la
maladie s'étant à peu près, mais incomplètement
terminée, reparaît presque toujours.

CHAPITRE XVI.

—

Du traitement de la goutte et du rhumatisme.

Le traitement du rhumatisme et de la goutte se divise en hygiénique et en curatif.

Traitement prophylactique ou hygiénique.

Le rhumatisant ou goutteux doit éviter par tous les moyens possibles les influences nuisibles. Il habitera un lieu sec, élevé, exposé au midi; il se garantira avec soin de toutes les variations atmosphériques, comme le passage brusque du chaud au froid, du sec à l'humide; il ne s'exposera pas aux courants d'air, à la pluie ou au froid, surtout lorsqu'il aura chaud. Il portera continuellement sur la peau des vêtements de flanelle ou de laine, afin de l'exciter continuellement par le frottement, et d'entretenir l'activité de ses fonctions. Il suivra un régime doux, en observant de ne pas trop manger de viande, de proscrire les les mets d'une nature et d'une composition indigeste ; il fera un exercice modéré, aura soin de ne jamais excéder ou engourdir ses forces par des veilles ou un sommeil trop prolongé. Il devra favoriser, avec un soin tout particulier, l'exercice de toutes les fonctions et les tenir dans une harmonie parfaite; enfin il faudra qu'il règle ses passions et ses occupations sur le degré d'énergie dont il est doué, et ne commettre aucun genre d'excès, spécialement dans les jouissances vénériennes.

Traitement curatif.

État aigu.

Lorsque le rhumatisme et la goutte sont à l'état aigu, le malade doit observer un repos parfait, se maintenir dans une chaleur douce et modérée ; observer une diète plus ou moins rigoureuse, suivant le degré d'intensité du mal ; les boissons adoucissantes et calmantes, telles que les infusions de guimauve et de bouillon blanc, ou

de coquelicot convenablement édulcorées, les
bains ordinaires, quelques laxatifs par haut et par
bas, des potions légèrement diurétiques et calmantes peuvent convenir selon les cas. Si la fièvre
est forte, l'individu jeune et vigoureux, la saignée
peut être utile, autrement elle prolonge la maladie
et la convalescence. S'il survient une métastase
au cerveau, aux poumons, à l'estomac ou au
cœur, il est urgent d'employer les révulsifs les
plus énergiques, les synapismes, les frictions irritantes, etc. Si la goutte ou le rhumatisme sont
circonscrits, fixés sur un ou plusieurs muscles,
une ou plusieurs articulations, au traitement général convenablement employé, on devra joindre
un traitement local; on fera des applications ano-
dines et émollientes sur la partie malade ; telles
que les cataplasmes de farine de lin avec les dé-
coctions de racines de guimauve, de morelle, de
têtes de pavots. Les onctions avec le baume tranquille, les solutions camphrées et opiacées peuvent
aussi concourir à la guérison ; mais le moyen par
excellence, dans ce cas, c'est l'application topique
sur l'articulation douloureuse, de compresses imbibées d'une solution alcaline calmante ; c'est celui
de tous les topiques qui m'a réussi le plus con-

stamment dans les douleurs goutteuses rhumatismales.

Les applications de sangsues et de ventouses
scarifiées sont quelquefois utiles, mais le plus souvent elles aggravent le mal, exaspèrent la douleur,
déterminent du gonflement s'il n'en existe pas,
ou le favorisent, s'il en existe. C'est un fait d'observation générale qui s'explique par les résultats
physiques de la succion et du vide : le sang tiré
des capillaires par ces moyens est bientôt rem-
placé par celui des vaisseaux d'une plus grande
capacité ; le liquide que contiennent ceux-ci doit
se porter là où l'on exerce le vide, et tendre par
son impulsion à augmenter le calibre des capillaires et par conséquent la tuméfaction, la rougeur
et la douleur ; c'est ainsi que s'explique les mauvais effets que j'ai souvent observés à la suite des
saignées locales pratiquées contre les affections
rhumatismales goutteuses, sur le lieu même de la
douleur.

État chronique.

Les vésicatoires et les frictions ou lotions excitantes, irritantes et rubéfiantes, ont quelquefois
réussi ; mais ces moyens ne doivent être considérés

que comme adjuvants de la médication générale.
Les attaques de rhumatisme ou de goutte chronique
qui ont un caractère très intense ne réclament pas
un autre traitement que l'état aigu ; mais si les
attaques sont légères, ou que, violentes, elles aient
résisté au traitement de l'état aigu, ou qu'il reste
un engorgement atonique, une faiblesse de la
partie malade, il convient : 1º de faire sur la
partie affectée des frictions avec les liniments
alcalins, camphrés ou opiacés, avec le baume opo-
deldoch, l'éther acétique, ou mieux d'appliquer
sur la partie douloureuse des compresses imbibées
avec la solution alcaline calmante ; 2º de favoriser
la transpiration cutanée par des boissons diapho-
rétiques, telles que la teinture de gaïac, ou mieux
par le sirop sudorifique que j'emploie avec tant de
succès depuis long-temps, et enfin par des bains
de vapeurs aqueuses, sulfureuses, et aromatiques ;
3º de relever le ton de la peau, des muscles et des
organes sous-jacents par des frictions sèches, par
le massage et l'exercice autant que possible, par
des douches et des bains de mer, par des commo-
tions électriques ou galvaniques.

L'administration de ces moyens doit être mo-
difiée d'après une foule de circonstances, qu'on

ne peut soumettre à des règles fixes, puisqu'ils doivent varier selon les individus.

Ce traitement est éloigné de toutes les médications qui avaient été jusqu'à ce jour vainement essayées, il se borne à suivre les indications de la nature; telle est la tendance générale de mon traitement et le but que j'atteins par le régime et les indications dont je viens de parler. Il est inutile de faire observer qu'il n'est presque jamais nécessaire d'employer tous les moyens à la fois; un médecin expérimenté ou un malade intelligent qui sait se rendre compte de ce qu'il éprouve, verra facilement quelles sont les causes principales de la maladie et les moyens qu'il convient de lui opposer.

CHAPITRE XVII.

—

Observations relatives à la goutte et au rhumatisme.

Première observation (Dossier 18).

Guérison en huit jours.

M. B....., négociant à Bordeaux, âgé de quarante ans, d'un tempérament sanguin, né de parents qui n'avaient jamais eu la goutte, fut, dans un voyage qu'il fit en 1842, au mois de mai, atteint d'un rhumatisme à l'épaule gauche; le médecin qui l'avait soigné, après avoir vainement essayé les sangsues, les saignées, les bains, le regarda comme incurable, et perdit tout espoir de lui faire recouvrer l'usage de son membre. Il m'écrivit; me détailla son état, et je lui promis sa guérison. Je le mis à l'usage du sirop sudorifique, et des

16

compresses de la solution alcaline calmante
furent appliquées sur l'épaule malade ; des sueurs
abondantes s'établirent, et en huit jours la guérison
fut complète.

Deuxième observation (Dossier 21).

Guérison en quinze jours.

Madame Vailland, marchande de vin dans la
banlieue de Paris, âgée de vingt-huit ans, d'une
bonne constitution, accouchée depuis deux ans
d'un enfant qu'elle allaita elle-même. A la suite
du chagrin violent que lui causa la perte de son
mari, elle éprouva de vives douleurs dans l'articulation du poignet droit ; l'affection goutteuse
envahit tous les doigts de la main, et depuis deux
mois, malgré les sangsues et les bains, l'affection
persistait.

Elle me fit appeler ; je la mis à l'usage du sirop
sudorifique à l'intérieur, et des compresses de
solution alcaline calmante furent appliquées sur la
main et le poignet douloureux. Au bout de trois
jours la douleur avait disparu ; il ne restait plus

qu'un peu de raideur dans les doigts, qui disparut après quinze jours de traitement. Depuis cette époque elle n'a plus éprouvé aucune atteinte de de cette affection.

Troisième observation (Dossier 59).

Guérison en douze jours.

M. L..., rentier à Orléans, âgé de cinquante ans, d'un embonpoint considérable, était atteint depuis quatorze ans de la goutte au pied droit. Cette maladie lui laissait dans l'intervalle des accès une sensibilité qui lui rendait la marche excessivement pénible. Je lui prescrivis l'usage à l'intérieur du sirop sudorifique et l'application sur le pied de compresses imbibées de la solution alcaline calmante. Au bout de deux jours il était bien soulagé, et douze jours après la guérison était complète.

Quatrième observation (Dossier 16).

Guérison en vingt et un jours.

M. H..., officier en retraite, rue du Dragon, à Paris, âgé de soixante-dix ans, d'un embonpoint médiocre, avait été soigné il y a trente ans pour des douleurs qu'il avait gagnées en couchant sur la terre, étant au service. Ces douleurs avaient leur siége dans l'épaule et le bras droit ; il avait continué d'en souffrir toutes les fois que le temps voulait changer ; enfin, au mois de mai 1842, les douleurs devinrent si violentes qu'elles arrachaint des cris au malade. C'est à cette époque qu'on me fit appeler. J'ordonnai le sirop sudorifique à la dose de sept à huit cuillerées par jour dans un nombre égal de verres de tisane de tilleul et de bourrache. On fit des lotions avec la solution alcaline calmante, deux fois par jour, sur les membres douloureux. Les souffrances de ce malade furent apaisées comme par enchantement dans les vingt-quatre heures ; il continua l'usage du sirop et de la solution pendant vingt jours encore, et au bout de ce temps la guérison fut complète. Il était si content, qu'il agitait son bras dans tous les sens et répétait à toutes les personnes qui le connaissaient qu'il y avait bien vingt ans que ses mouvements n'avaient pas été aussi libres.

Cinquième observation (Dossier 117).

Goutte aiguë. — Guérison en un mois.

M. Marié, ancien entrepreneur en maçonnerie, âgé de soixante ans, éprouvait depuis quelques jours de vives douleurs dans les articulations du genou et du poignet. Un médecin qu'il fit appeler le saigna, et le lendemain le rhumatisme s'était porté à l'articulation du coude ; le jour suivant il lui fit pratiquer une nouvelle saignée, et la douleur gagna l'articulation de l'épaule ; enfin, les douleurs avaient parcouru successivement toutes les articulations et avaient fini pour se fixer sur les orteils du pied droit, où elles restèrent sédentaires jusqu'au 2 juillet 1844, époque à laquelle il me fit appeler. Je lui prescrivis des applications fréquemment renouvelées de compresses imbibées de la solution alcaline calmante, et maintenues à demeure sur tout le pied douloureux ; à l'intérieur, je le mis à l'usage du sirop sudorifique dans des infusions de tilleul et de bourrache ; le 8 juillet, lorsque je revis ce malade, les douleurs avaient considérablement diminué ; une douce transpiration s'était établie et continuait depuis le commencement de mes médications. Le 18, le malade se croit guéri ; il ne se plaint plus que d'un léger engourdissement dans le pied et la jambe droite. Je continue la médication, mais à dose plus faible, et je lui permets une alimentation plus abondante ; enfin, le 2 août, lorsque je revis le malade pour la dernière fois, la jambe et le pied étaient redevenus aussi libres qu'avant la maladie ; le malade se promenait, vaquait à ses affaires ; il était entièrement guéri.

Sixième observation (Dossier 121).

Goutte aiguë. — Guérison en huit jours.

M. Caron, menuisier, était atteint depuis quinze jours d'une goutte au pied gauche, qui occupait tout le gros orteil et le métatarse ; on lui avait fait appliquer, sans le moindre succès, des cataplasmes fortement laudanisés. Lorsque je fus appelé près de lui, je lui prescrivis les compresses imbibées de la solution alcaline calmante, l'usage du sirop sudorifique dans des infusions de tilleul; au bout de quelques heures il fut soulagé, et en huit jours la guérison fut complète.

Je pourrais citer un bien plus grand nombre d'observations de guérison; mais celles-ci seront suffisantes pour faire sentir les avantages immenses d'un traitement infaillible dans la pluralité des cas.

CHAPITRE XVIII.

—

De l'asthme.

Je vais avant de donner le traitement de l'asthme, résumer en peu de mot mes opinions sur cette maladie, sur son siége et sur sa nature.

L'asthme, pour les anciens auteurs, était toute maladie ayant pour symptôme principal une respiration difficile, fréquente, telle qu'on l'éprouve dans certaines affections ou à la suite d'une grande course ou d'un exercice violent.

Les modernes réservent le nom d'asthme à une affection dans laquelle la respiration est gênée, haletante, accélérée, présentant pour caractère principal des accès périodiques avec des intermittances indéterminées.

On admet généralement plusieurs espèces

d'asthme. Je n'en connais que deux espèces, l'asthme idiopathique et l'asthme symptomatique. Je m'occuperai de cette dernière espèce en parlant du catarrhe pulmonaire.

Le siége de l'asthme idiopathique est dans l'astriction spasmodique du tissu que Reysseisen a découvert et qui entoure les vésicules bronchiques ; il ne faut pas chercher ailleurs le siége de l'asthme. Sa nature est complètement nerveuse.

Si jusqu'ici le traitement de cette maladie a été peu rationnel, si souvent l'on a vu et l'on voit encore échouer les traitements les mieux combinés en apparence, c'est parce que sa nature et son siége ayant été méconnus par ceux qui s'en sont occupés, il était impossible d'asseoir un jugement solide et d'administrer un traitement approprié avant d'avoir soigneusement recherché et décou‑ vert quel est le siége de cette maladie.

Le traitement de l'asthme idiopathique se rap‑ portera à deux chefs principaux, savoir : 1º le traitement pendant l'intermission des accès que j'appellerai prophylactique ou préservatif; 2º le traitement pendant les accès ou curatif de cette affection.

CHAPITRE XIX.

—

Du traitement préservatif ou prophylactique de l'asthme.

C'est principalement dans l'intervalle des accès d'asthme qu'il faudra mettre en œuvre toutes les ressources de l'hygiène et de la thérapeutique.

Il faudra d'abord choisir un climat favorable aux malades, parce qu'il en est qui ne peuvent vivre à la campagne à cause de la trop grande vivacité de l'air ; d'autres, au contraire, qui ne peuvent supporter l'air renfermé et épais des villes. L'habitation du malade méritera une attention particulière, car elle peut-être la source d'une infinité de causes imprévues qui entretiennent les souffrances et s'opposer au succès de la médication, si l'on ne soustrait le malade aux inconvénients qui peuvent résulter de l'habitation de telle ou telle autre localité. Macbride a dit qu'il y avait des asthmatiques qui respirent mieux dans les endroits où beaucoup de personnes se trouvent rassemblées et où il y a beaucoup de lumières, mais l'expérience a prouvé que le contraire avait lieu le plus souvent.

Le malade devra se garantir avec soin de toutes les variations atmosphériques, telles que le passage du chaud au froid, l'humidité, les brouillards; il évitera de s'exposer à l'action des vapeurs irritantes.

Les asthmatiques devront s'assujettir à porter habituellement sur la peau des vêtements de flanelle, ou mieux de laine, parce qu'étant mauvais conducteurs du calorique, ils conservent la chaleur du corps, et que, appliqués sur la peau, ils l'excitent continuellement et entretiennent son activité par le frottement qu'ils exercent. Ils devront se vêtir chaudement surtout en hiver, porter des habits larges n'exerçant aucune compression autour de la poitrine et l'abdomen, mais préservant de l'humidité toutes les parties du corps, surtout les pieds.

Le lit du malade aura le chevet plus élevé

que de coutume, et sera placé dans un lieu sec,
spacieux, où l'air pourra circuler librement.

Les bains froids ont été vantés comme avantageux chez les asthmatiques, parce qu'ils relèvent
le ton des solides et diminuent la mobilité nerveuse. Cependant leur emploi ne pourra convenir
que chez les personnes dont la constitution sera
susceptible d'une certaine force de réaction, et,
dans ces cas, des frictions soit sèches, soit humides, plus ou moins excitantes, faites après le
bain, en assureront l'efficacité.

Si on présumait l'imminence d'un accès, on
pourrait user avec avantage de la propriété révulsive des bains chauds partiels, auxquels on
ajouterait de la farine de moutarde, de l'acide
chlorhydrique, ou du sel marin, en suffisante
quantité, et dans lesquels on ferait plonger les
mains et les pieds.

L'alimentation des asthmatiques doit être légère et de facile digestion; elle se composera
principalement de viandes de jeunes animaux,
de lait, de légumes bien cuits, de fruits bien
mûrs; ils mangeront modérément, car la plénitude de l'estomac leur est toujours nuisible, et
l'observation prouve que moins ils se nourrissent,

plus les intervalles de leurs accès sont longs et leur respiration libre ; ils devront aussi se priver de prendre des aliments le soir, et éviter en tout temps l'usage des boissons spirituelles de quelque nature qu'elles soient. Ils prendront, mais en très petite quantité et seulement aux repas, du vin léger coupé avec de l'eau pure ou de l'eau de Seltz gazeuse ; cependant si le malade est d'une constitution détériorée et que l'asthme soit ancien, qu'il soit âgé, le régime devra être plus nourrissant.

La poudre anti - asthmatique que j'emploie depuis plusieurs années, m'a suffi, dans beaucoup de cas, pour déterminer la guérison de l'asthme sans le secours d'autres moyens ; son emploi est particulièrement indiqué lorsque la circulation du poumon est languissante et que l'estomac est très faible. Il est très important d'entretenir la liberté du ventre par des boissons légèrement laxatives ou au moyen de lavements simples, faits avec une décoction de son, de graines de lin, ou de guimauve, ou composés. J'ai retiré de bons effets de l'aloès et de l'assa-fœtida administrés sous cette forme.

Les asthmatiques se trouveront bien, en général, de ne pas prolonger leur sommeil au delà de six ou sept heures ; ils prendront chaque jour un exercice modéré à pied, à cheval, ou dans une voiture douce et découverte ; les voyages sur mer, l'usage de l'eau dissolvante m'ont été quelquefois utiles. Le malade fera bien d'occuper son esprit par des distractions continuelles, afin de rompre ses habitudes et d'éloigner cette préoccupation qui augmente sans cesse l'intensité de ses maux.

En général, je leur conseille d'éloigner les causes qui agissent sur les poumons et sur le cœur en appelant le sang trop énergiquement vers ces organes, telles que les émotions vives ou celles qui peuvent irriter les bronches et les plèvres, telles que l'inspiration de vapeurs irritantes ; enfin je leur recommande la sobriété, le calme de l'esprit, et l'éloignement de toute espèce d'excès.

Lorsque l'asthme est le symptôme d'une affection organique du cœur et des gros vaisseaux, il faut se borner au traitement palliatif de ces maladies.

CHAPITRE XX.

—

Du traitement curatif de l'asthme.

Lorsqu'on se trouve près d'un malade au moment où il est pris d'un accès d'asthme, la première indication est de lui donner une position convenable, d'enlever les vêtements qui pourraient gêner quelques parties du corps et spécialement la poitrine, de faire sortir de l'appartement toutes les personnes inutiles, surtout si l'on remarque que le malade est contrarié par leur présence, car il est quelquefois d'une telle irrascibilité qu'on lui voit repousser les attentions les plus affectueuses ; il faut lui faire garder le repos le plus absolu, et faire circuler librement l'air autour de lui. On évitera cependant de l'exposer à un air trop froid, surtout s'il était en sueur, parce que le faible soulagement qu'il éprouverait alors serait peu de chose en comparaison des accidents que pourrait occasionner la suppression de la transpiration, et de l'influence qu'elle pourrait avoir sur les autres accès.

On fera plonger les mains et les pieds du malade dans de l'eau chaude, ou mieux dans des bains synapisés; la poitrine et la colonne vertébrale seront frictionnées avec de la flanelle chaude imprégnée de vapeurs aromatiques, ou mieux du liniment alcalin.

Pendant l'accès, et à son commencement, on donnera au malade des boissons froides, adoucissantes, comme l'eau d'orge, de tilleul, la limonade édulcorée. Vers le déclin de l'accès, lorsque l'expectoration tendra à s'établir, on la facilitera par la décotion de racines de polygala, prise par petites tasses, et par la poudre anti-asthmatique, dont on ajoutera une pincée à chaque tasse de cette tisane, ou qu'on prendra pure dans un demi-verre d'eau sucrée, une pincée chaque fois, et toutes les demi-heures.

L'usage de la poudre anti-asthmatique continué pendant un temps plus au moins long, selon les cas; savoir, une prise le matin à jeun et une prise le soir en se couchant, suffira pour éloigner l'accès suivant ou pour en prévenir le retour.

A l'usage de cette poudre, je joins tous les jours une ou deux cautérisations, faites avec une liqueur composée d'ammoniaque et d'une distillation de plantes aromatiques.

Je trempe dans cette liqueur un pinceau avec lequel je cautérise légèrement l'entrée du larynx, en ayant soin de faire gargariser les malades après l'opération. On a proposé dans ces derniers temps la cautérisation de cette partie avec l'ammoniaque pur ; mais les essais n'ont pas répondu à l'attente de leur auteur, et les douleurs vives qu'elle déterminait l'ont fait rejeter de la saine pratique, comme dangereuse et trop irritante.

J'ai proscrit aussi l'usage des purgatifs et des vomitifs pendant les accès, car j'ai observé qu'ils les rendent plus violents et prolongent leur durée. Si cependant l'accès survenait après un repas copieux, qu'il y eût des signes d'indigestion ou bien une constipation opiniâtre, on devra alors avoir recours à un vomitif léger et à des boissons mucilagineuses légèrement laxatives. Dans ce cas, ces médicaments auront le double avantage d'agir comme dérivatifs, et d'expulser hors du tube in-

testinal les matières qui pourraient y être accu-
mulées.

Après avoir calmé les accidents, si l'on présume
que l'accès revienne la nuit suivante, on devra
insister sur l'administration de la poudre anti-
asthmatique, sur la cautérisation avec la liqueur
ammoniacale, sur les frictions avec le liniment alcalin, et prescrire en outre au malade une diète
sévère et le repos.

Je traiterai de suite du catarrhe pulmonaire,
et je réunirai à la fin de ce chapitre les observ-
vations relatives à la guérison de l'asthme et du
catarrhe, ces deux maladies se compliquant fréquemment l'une par l'autre, et réclamant souvent
la combinaison des divers traitements que je leur
oppose avec un succès constant.

CHAPITRE XXI.

—

Des rhumes et catarrhes pulmonaires.

Le catarrhe pulmonaire est sans contredit une des maladies qui réclament le plus fréquemment les secours de la médecine. On ne saurait prendre trop de précautions pour s'opposer aux progrès de cette affection, qu'on regarde généralement comme peu dangereuse, et qui cependant peut compromettre l'existence de celui qui en est atteint, si par un traitement méthodique, qui exige de la part du malade beaucoup de patience, et de la part du médecin beaucoup de sagacité, on ne parvient à en arrêter les ravages.

On distingue deux espèces de catarrhe : le catarrhe aigu ou rhume, et le catarrhe chronique qui en est ordinairement la conséquence. Les causes principales du catarrhe pulmonaire aigu, vulgairement appelé rhume, sont : le refroidissement subit de quelques parties du corps, spécialement de la poitrine et de la plante des pieds ; un air froid et humide, le dégel, l'ingestion de boissons glacées dans l'estomac, surtout lorsque le corps est en sueur ; l'inspiration de vapeurs irritantes, etc. Il débute par un malaise et une débilité considérables, des lassitudes dans les membres précédées de frissons, d'éternuements réitérés, de coryza, de maux de gorge. Le malade éprouve des douleurs vagues dans la poitrine, une petite toux avec un sentiment d'oppression et d'enrouement : ces symptômes augmentent d'intensité, et bientôt l'expectoration, qui jusqu'alors avait été nulle, ne tarde pas à s'établir ; les crachats sont épais, jaunes ou verdâtres ; puis surviennent des sueurs, et la maladie se termine promptement, ou passe à l'état chronique. C'est sous cette forme seulement que je vais l'étudier.

Le catarrhe pulmonaire n'épargne aucun âge ; mais les enfants, les femmes et les vieillards en sont plus fréquemment atteints. Il est caractérisé par une expectoration plus ou moins considérable, de mucosités filantes claires ou épaises.

Si le catarrhe est abandonné à la nature, les malades s'affaiblissent peu à peu ; ils sont pâles, et maigres, leur respiration devient plus gênée, le pouls petit, fréquent, la toux vive et l'expectoration plus abondante. Le moindre mouvement leur cause de l'essoufflement, leur face est bouffie et leurs pieds œdémateux.

Dans quelques cas, la maigreur ne fait pas de progrès sensibles ; quelques malades paraissent, au contraire, conserver leur embonpoint, mais cet état factice n'est occasionné que par la sérosité qui abonde dans le tissu cellulaire.

Si la maladie continue à faire de progrès, les malades éprouvent une lassitude extrême au moindre mouvement ; leurs crachats deviennent visqueux, jaunâtres, et quelquefois purulents ; l'embonpoint qui, chez quelques uns, s'était soutenu, disparaît tout à coup, et ils rendent le dernier soupir avec un calme parfait, ou bien ils périssent suffoqués par les mucosités amassées dans les bronches.

Le catarrhe pulmonaire se reconnaîtra donc aux trois principaux symptômes décrits ci-dessus, qui sont : la toux, l'expectoration, et la gêne de la respiration ; mais s'il est accompagné de la fièvre avec redoublement vers le soir, de menaces de suffocation, d'amaigrissement et d'infiltration, il sera très dangereux, et devra faire craindre une terminaison funeste, dont une médication rationnelle pourra seule triompher.

CHAPITRE XXII.

Du traitement du catarrhe pulmonaire et de l'asthme symptomatique.

Les secours de la matière médicale devront être secondés par l'hygiène. Une des conditions les plus importantes, c'est l'action de la chaleur : elle m'a beaucoup aidé à triompher de catarrhes considérés comme incurables.

Broussais en avait déjà constaté l'importance lorsqu'il dit, dans son *Traité des phlegmasies*, que

les catarrhes invétérés conduisent inévitablement
à la phthisie pulmonaire l'habitant du nord, s'il
ne va respirer, sous un ciel pur, un air chaud et
bienfaisant.

Je ne m'étendrai pas davantage sur les moyens
hygiéniques à employer dans cette affection; ce
serait répéter ce que j'ai longuement développé
dans le chapitre du traitement hygiénique de la
phthisie pulmonaire, auquel je renvoie le lecteur,
les mêmes moyens hygiéniques étant convenables
aux deux affections, et je passerai de suite au
traitement curatif.

On a beaucoup préconisé contre cette affection,
l'action du kermès, des vapeurs excitantes, des
eaux sulfureuses, ferrugineuses, des préparations
scillitiques. Ces médicaments ne sont pas appli-
cables dans la plupart des cas; ils favorisent à la
vérité l'expectoration et débarrassent les poumons des mucosités qu'ils contiennent; mais il
s'en forme sans cesse de nouvelles, et il serait du
reste dangeureux d'en continuer l'usage auquel
l'estomac ne saurait s'habituer.

Les substances qui entretiennent une légère
transpiration à la peau ou une douce excitation,
seront beaucoup plus utiles que les sudorifiques

trop forts qui épuiseront le malade en excitant une transpiration trop abondante. Ainsi je favorise les diverses sécrétions par des boissons légèrement laxatives et sudorifiques, telles que des infusions de sureau miellées, dans lesquelles je fais entrer une faible quantité de nitrate de potasse.

Si le sujet est jeune et robuste et que le catarrhe pulmonaire soit accompagné d'accès d'asthme, j'emploie les fumigations avec les plantes balsamiques, la poudre expectorante et des frictions avec le liniment alcalin.

Si, au contraire, le malade est faible et d'une âge avancé et que la maladie existe depuis longtemps, je lui fais respirer les vapeurs que donne la poudre fumigatoire projetée sur des charbons ardents, ou celle des teintures éthérées du baume de Tolu ou du Pérou.

Le docteur Krimer regarde l'eau de laurier cerise, les feuilles et les tiges du datura stramonium comme un spécifique. J'ai employé ces moyens avec avantage dans un certain nombre de cas; mais je ne m'en suis servi que comme adjuvants de la médication principale, sans laquelle ils auraient été sans efficacité.

Les Anglais disent avoir employé avec quelques

succès l'inhalation des airs factices, soit d'un mélange d'oxygène avec l'air atmosphérique, soit de l'oxygène pur et récemment préparé.

La respiration de la vapeur produite par ma poudre fumigatoire projetée sur des charbons ardents leur est bien préférable ; elle produit une sensation de chaleur agréable dans la poitrine, un sommeil tranquille et nullement troublé par la toux ; cependant son emploi seul ne peut suffire pour déterminer la guérison, mais il est très utile uni aux autres moyens, quand le catarrhe est compliqué par des accès d'asthme.

Si le malade est d'une constitution nerveuse prononcée, il ne faut pas craindre d'employer avec activité le traitement anti-spasmodique ; les lavements avec la valériane et l'assa-fœtida seront administrés avec avantage et aideront puissamment l'action des médicaments dirigés contre l'affection principale.

Depuis quelques années, lorsque le catarrhe pulmonaire se perpétue sans complication, et que, sous l'influence des médicaments ordinaires, il ne fait pas le moindre progrès vers la guérison, je me sers avec un succès constant de l'huile essentielle de goudron à la dose de 20 à 30 gouttes dans une potion gommeuse de 200 grammes, que je fais prendre par cuillerées à bouche dans la journée.

Cette huile essentielle, dépouillée de tous les principes étrangers du goudron, du ligneux, de la poix de Bourgogne, d'une partie de sa térébenthine, réunit sous une dose très minime toutes les propriétés de ce puissant médicament.

Dans un mémoire que je publierai prochainement, je donnerai sur la préparation et sur les propriétés de l'huile essentielle de goudron, tous les détails des expériences que j'ai faites depuis sa découverte.

Enfin, lorsque chez les catarrheux, l'estomac était faible, les digestions pénibles, le carbonate de fer, les toniques en général, tels que le vin, une légère décoction de quinquina sucrée, quelques infusions amères de colombo, de gentiane auxquelles j'ajoutais un peu de gomme, ont beaucoup contribué à accélérer la guérison.

CHAPITRE XXIII.

—

Des observations relatives à la guérison de l'asthme et du catarrhe pulmonaire chronique.

Première observation (Dossier 170).

Asthme idiopatique. — Guérison en un mois.

M. G..., propriétaire à Paris, âgé de soixante ans, était en proie depuis une quizaine d'années à des accès d'asthme, qui, dans les premiers temps de la maladie, étaient légers et ne revenaient que tous les dix jours, mais, depuis un an, les accès se sont rapprochés et sont devenus plus longs. Les médecins auxquels il s'adressa mirent en vain en réquisition toutes les ressources thérapeutiques connues, les accès n'en furent nullement amandés ; il y a trois mois lorsqu'il s'adressa à moi, voici l'état dans lequel il se trouvait, et le récit qu'il me fit de sa position.

Tous les jours, vers deux heures du matin, il était réveillé tout à coup par un besoin vif et pressant de respirer ; il cherchait à dilater sa poitrine, mais une constriction insurmontable des parois de cette cavité s'y opposait. Alors il se mettait sur son séant, se cramponnait après ce qu'il rencontrait, redoublant d'efforts pour écarter les parois du thorax et aspirer un peu d'air : il parvenait avec peine à faire une inspiration courte. Le malade était dans un état d'anxiété inexprimable et dans une agitation extrême, la suffocation paraissait imminente. Cet état durait jusqu'à six heures du matin, heure à laquelle une expectoration abondante, claire et quelquefois mêlée de sang, venait terminer l'accès ; alors il n'éprouvait qu'un peu de gêne dans la respiration et un peu de fatigue qui ne tardaient pas à disparaître.

Je prescrivis à ce malade l'usage de la poudre anti-asthmatique ; deux fois par jour je cautérisai l'entrée du larynx avec ma solution ammoniacale. Dès les premiers jours du traitement, l'accès

fut moins long et moins fréquent; il ne revenait plus
que tous les trois ou quatre jours ; enfin il cessa
complètement au bout d'un mois de traitement.
Depuis ce temps le malade dort bien, respire facilement, n'est plus réveillé en sursaut par ces
accès qui ont totalement disparu, et il jouit d'une
parfaite santé.

Deuxième observation (Dossier 119).

Asthme idiopatique ou essentiel —Guérison en quinze jours.

M. Gerbois, âgé de quarante-deux ans, ayant
joui jusqu'au 18 juin 1842 d'une bonne santé,
vint me trouver au mois d'août de la même année. Il se plaignait d'un sentiment de constriction
autour de la poitrine, et de temps en temps il
avait des accès de suffocation, surtout le soir
après le souper. Une exploration attentive de sa
poitrine me donna la certitude qu'il n'existait
point de lésion organique. Il avait une toux assez
fatigante, suivie d'une expectoration muqueuse
assez abondante; le pouls et les battements du
cœur étaient réguliers, et toutes les autres fonc-

tions s'exécutaient sans trouble. Je lui prescrivis la poudre anti-asthmatique ; je touchai l'entrée de la glotte avec une solution ammoniacale, et dès le premier jour l'oppression de la poitrine se trouva moins forte et la toux moins violente. Il continua le traitement pendant quinze jours, au bout desquels il fut radicalement guéri, et depuis ce temps la maladie n'a pas reparu.

Troisième observation (Dossier 131).

Asthme idiopatique ou nerveux. — Guérison en trois semaines.

Madame D..., âgée de trente-trois ans, d'une forte constitution, mariée, mais sans enfants et sujette à des suppressions de règles, avait un asthme depuis un an environ. Rien chez elle n'annonçait une affection organique, ainsi que les médecins qu'elle avait consultés le présumaient. Cette femme avait eu des accès hystériques. Je lui fis prendre la poudre anti-asthmatique ; l'opération de la cautérisation légère de la glotte avec la solution ammoniacale fut pratiquée une fois tous les jours ; je joignis à cette médication, quelques lavements avec l'aloès et l'assa-fœtida. Dès le premier jour l'état de la malade devint plus supportable ; elle respirait avec moins de peine ; son visage reprit de la fraîcheur et un air de gaîté ; la toux diminua et ne tarda pas à disparaître ; enfin la guérison fut complète au bout de trois semaines. Cette dame se porte bien depuis un an et n'a éprouvé aucun nouvel accès d'oppression.

Quatrième observation (Dossier 129).

Asthme idiopatique ou nerveux. — Guérison en deux mois.

Mme la baronne de V..., âgée de soixante-sept ans, était depuis vingt-cinq à trente ans, sujette à des accès d'asthme qui revenaient périodiquement pendant les temps froids. Traitée tous les hivers pour son asthme, elle paraissait guérie à la belle saison, pour recommencer de nouveau l'hiver suivant ; lorsque le 30 octobre 1842, elle éprouva un accès de suffocation tel qu'il fit craindre pour ses jours. Ce fut à cette époque qu'on me fit appeler près de cette malade. Voici l'état dans lequel je la trouvai : sa respiration était fréquente, luctueuse ; elle avait une toux assez forte, surtout la nuit, avec une expectoration qui amenait des crachats opaques. Elle se plaignait d'éprouver quelques palpitations du cœur ; la poitrine percutée rendait un son mat du côté gauche ; le pouls était serré et petit ; l'estomac et le ventre n'étaient pas douloureux à la pression. La malade conservait encore de l'appétit, et ses fonctions s'exécutaient assez bien. Elle était impérieuse et très irrascible, au point qu'il était presque impossible de lui parler.

Ce cas était grave, vu l'âge avancé de la malade et l'ancienneté de la maladie ; je ne me dissimulai aucune des difficultés que m'offrirait la guérison. Je la soumis dès la première visite à l'usage de la poudre anti-asthmatique ; je lui cautérisai la glotte avec la solution ammoniacale ; des frictions sur la poitrine et le dos avec le liminent alcalin furent prescrites.

Deux jours après, lorsque je revis cette malade, j'appris qu'elle avait beaucoup sué, que la sécrétion urinaire avait augmenté et que la respiration était devenue plus facile et l'expectoration moins abondante ; l'appétit était plus vif. J'ordonnai la continuation des mêmes moyens, et quelques bouillons gras dégraissés de viandes blanches et un peu de vin de Bordeaux.

Le mieux continua, et en deux mois cette dame fut complètement rétablie, et depuis cette époque non seulement elle n'a plus eu d'accès, mais sa santé s'est maintenue meilleure et plus florissante qu'elle ne l'avait jamais été.

Cinquième observation (Dossier 116).

Asthme idiopatique rhumatismal. — Guérison en un mois et demi.

Madame Julien, âgée de cinquante-huit ans, éprouvait depuis plusieurs années des étouffements qui revenaient tous les hivers et la forçaient de réclamer les secours de l'art. Elle passait l'été dans un état assez satisfaisant, à cela près d'un peu de gêne dans la respiration lorsqu'elle voulait marcher un peu vite. Le 24 novembre 1843, ayant eu un étourdissement, elle tomba sur le côté droit et fut contrainte de venir demander mes soins. Voici les symptômes qu'elle me présenta : elle éprouvait une suffocation imminente, quelques palpitations ; l'endroit sur lequel

elle était tombée était douloureux ; elle toussait
beaucoup, mais ne crachait point ; l'estomac et le
ventre étaient douloureux à la pression, le pouls
fréquent et inégal.

Je lui ordonnai la poudre anti-asthmatique, les
frictions avec le liminent alcalin , des lavements
huileux simples et la diète ; pour toute tisane, des
infusions de polygala miellées. Quelques jours
s'étaient à peine écoulés, que cette dame se
trouva beaucoup mieux ; la respiration était plus
facile ; la toux s'était calmée, et les douleurs
de l'estomac et du ventre avaient complètement
disparu. Je fis continuer la même médication,
seulement je supprimai la tisane et fit prendre
quelques aliments, et en un mois et demi la guérison fut radicale et solide.

Sixième observation (Dossier 198).

Catarrhe pulmonaire avec accès d'asthme.—Guérison en deux mois.

M. Sévère, ancien négociant à Lyon, âgé de
soixante-neuf ans, était affecté depuis une quinzaine d'années d'un catarrhe pulmonaire qui pa-

raissait s'amender tous les étés, sans jamais cesser complètement. Vers la fin d'octobre, toutes les années, sous l'influence du changement de saison et de la température, il était pris d'une toux opiniâtre, revenant par quinte de demi-heure en demi-heure, et suivie d'une expectoration abondante de crachats muqueux, clairs et filants. Toutes les nuits d'hiver, il avait des accès de suffocation qui duraient depuis les deux ou trois heures du matin jusqu'au jour; alors survenait une quinte de toux suivie, d'une expectoration abondante et la respiration devenait plus libre. Cet homme, après avoir suivi une foule de traitements sans en-obtenir aucuns résultats, était décidé à vivre avec son ennemi, comme il le disait. Il entendit parler de mes cures, et voulut essayer mon traitement; c'était le dernier qu'il suivrait, et il y était bien décidé. Il m'écrivit au mois de novembre 1843, me donna sur sa position les détails que je viens de décrire. Je le mis à l'usage de la poudre anti-asthmatique et du sirop balsamique; je lui prescrivis en outre les pilules de Morton, modifiées selon ma formule; huit jours s'étaient à peine écoulés, que le malade se trouva soulagé. Il continua les mêmes moyens pendant deux mois ; au bout de ce temps la guérison fut parfaite, et depuis il s'est aussi bien porté que son grand âge le comporte.

***

Septième observation (Dossier 280).

Catarrhe pulmonaire chronique. — Guérison en trois mois.

Madame Lecomte, âgée de cinquante-six ans, d'un tempérament lymphatico-nerveux, était sujette depuis l'âge de quarante-six ans, époque à laquelle elle avait cessé de voir, à un catarrhe pulmonaire qui la fatiguait beaucoup ; elle éprouvait, surtout l'hiver, des douleurs dans la poitrine ; elle toussait beaucoup et expectorait abondamment ; elle éprouvait une légère dyspnée lorsqu'elle montait un escalier. Cette dame avait beaucoup maigri, ses forces diminuaient de jour en jour. Lorsqu'elle vint réclamer mes soins, au mois de janvier 1844, voici l'état dans lequel je la trouvai : maigreur considérable ; sensation de pesanteur à la partie antérieure de la tête ; coloration rosée des pommettes ; sa poitrine résonnait bien partout par la percussion ; des douleurs atroces semblaient lui déchirer la poitrine lorsqu'elle toussait ; les crachats étaient visqueux, gluants et semblables à des blancs d'œufs ; on remarquait au milieu d'eux quelques stries de sang.

Je lui prescrivis la poudre expectorante, les pilules balsamiques et une potion à l'huile essentielle de goudron. Les symptômes s'amendèrent rapidement, la toux devint moins forte, les douleurs de poitrine diminuèrent ; l'appétit, et avec lui l'embonpoint, revint, et, après trois mois de traitement, au mois d'avril 1844, elle était complètement guérie.

Huitième observation (Dossier 211).

Catarrhe pulmonaire chronique avec accès d'asthme.—Guérison en trois mois et demi.

Madame Gendreau, couturière à Paris, âgée de vingt-six ans, d'une bonne constitution, d'un tempérament lymphatique, avait toujours été mal réglée. Elle se plaignait depuis plusieurs années d'un rhume négligé qui la fatiguait beaucoup ; elle crachait considérablement, et depuis trois ans elle éprouvait, quand elle travaillait plus qu'à l'ordinaire, de l'oppression, de l'essoufflement. Les accidents se calmaient par le repos; mais la toux continuait et la maigreur de la malade augmentait tous les jours, lorsque, le 3 mars 1843, elle vint mé consulter. Voici l'état dans lequel je la trouvai : la respiration s'entendait fort bien dans toutes les parties de la poitrine; mais elle était oppressée, très essoufflée et avait des palpitations de cœur très violentes. Peu d'instants après son arrivée dans mon cabinet, elle éprouva une forte quinte de toux qui fut suivie d'une expectoration abondante de matières muqueuses et de sang. Cette expectoration diminua l'oppression, les palpitations du cœur et l'essoufflement. Je la mis à l'usage de la poudre anti-asthmatique, des pilules balsamiques et de l'huile essentielle de goudron. Elle continua le traitement pendant trois mois et demi, et après avoir éprouvé des alternatives de mieux et de pis, selon les variations brusques de température, elle a été guérie radicalement et jouit actuellement de la meilleure santé.

Neuvième observation (Dossier 138).

Catarrhe pulmonaire. — Guérison en un mois.

M. Jolivet, perruquier à Rouen, âgé de vingt-trois ans, m'écrivit, au mois de janvier 1845, qu'il était atteint d'un rhume qui n'avait pu disparaître malgré les soins de plusieurs médecins de la ville, et que l'inquiétude qu'il éprouvait de l'opiniâtreté de cette maladie, loin de diminuer le mal semblait l'augmenter. Il me dit que jusqu'au mois d'octobre 1844, il s'était toujours bien porté ; qu'à cette époque il prit froid en sortant de danser, et que c'était là la cause de ce rhume qui le faisait tant souffrir. Il ajouta qu'il habitait une chambre humide, mais qu'il l'avait quittée depuis un mois ; qu'il avait considérablement maigri. Je vis que j'avais affaire à un catarrhe pulmonaire, ou rhume passé à l'état chronique ; je le mis à l'usage des pilules balsamiques de Morton, modifiées selon ma formule, et de l'huile de goudron dans une potion gommeuse. La toux diminua graduellement, l'expectoration devint nulle, et en un mois il était entièrement guéri et avait repris sa fraîcheur et sa coloration habituelle.

Dixième observation (Dossier 138).

Catarrhe pituiteux. — Guérison en un mois et demi.

M. Rondot, marchand de vins, âgé de trente-cinq ans, d'une bonne constitution, né de parents sains, avait l'habitude de commettre beaucoup d'excès de boisson sans éprouver autre chose qu'une toux légère qui revenait à de longs intervalles.

Au mois de décembre 1844, il sua beaucoup en aidant à ranger les pièces de vin de sa cave, et se refroidit sans prendre de précautions. A dater de cette époque, la toux devint bruyante et continuelle ; il ne cessa pas cependant de boire selon son habitude une grande quantité de vin et d'eau-de-vie. Au mois de janvier 1845, il fut pris subitement d'une oppression considérable, la toux devint quinteuse, la respiration halletante, il expectora abondamment une matière filante, écumeuse, au milieu de laquelle on remarquait quelques crachats jaunâtres. Ce fut dans ce moment qu'on me fit appeler. L'auscultation de la poitrine faisait entendre une sorte de sifflement à chaque inspiration et un râle muqueux très prononcé.

Je soumis le malade à l'usage des pilules balsamiques, de la poudre expectorante et de l'huile de goudron. Dès les premiers jours, il se trouva soulagé ; la respiration devint plus facile, la toux presque nulle, les crachats qui furent abondants dans la première quinzaine du traitement diminuèrent de quantité de jour en jour ; enfin, vers la fin de février, la guérison fut complète et depuis cette époque jusqu'aujourd'hui, il a toujours joui d'une bonne santé.

Onzième observation (Dossier 187).

Catarrhe pulmonaire avec accès de de suffocation. — Guérison en deux mois.

M. Mariveau, négociant en chapellerie, âgé de quarante ans, éprouvait depuis six mois des accès de suffocation, suivis d'une expectoration de mucosités claires, gluantes, qui se détachaient difficilement. Au mois de juin de 1843, il me fit appeler pour lui donner mes soins. Je le trouvai assis dans un fauteuil, il expectora en ma présence, après une quinte de toux, plusieurs onces de crachats muqueux, clairs, ressemblant à des blancs d'œufs battus ; son pouls était large, plein, dur et développé ; son appétit était nul ; l'examen de la poitrine me fit reconnaître un peu de râle sibilant en arrière et à gauche ; une douleur très vive se faisait sentir dans ce point. Les accès de suffocation avaient lieu principalement le matin, et mettaient le malade dans un grand danger, lorsque survenait une expectoration abondante qui terminait les accès.

Il y avait beaucoup de moiteur pendant la nuit ; les urines étaient rares et rougeâtres ; la constipation était continuelle.

Je soumis ce malade à l'usage de la poudre anti-asthmatique et des pilules balsamiques. Dès le premier jour du traitement, la respiration devint plus libre et l'expectoration plus facile. Je fis appliquer sur le point douloureux un emplâtre fondant qui la fit disparaître dans l'espace de trois jours.

Le traitement fut continué pendant deux mois, au bout desquels la guérison fut parfaite. Le malade a repris son embonpoint et est devenu même beaucoup plus gros qu'il était auparavant. C'est un changement dans la constitution que d'autres malades m'ont offert, après mon traitement, d'une manière encore plus remarquable.

Douzième observation (Dossier 195).

Catarrhe pulmonaire.— Guérison en un mois.

Madame Laymarie, âgée de trente ans, était affectée depuis trois mois d'un rhume qui avait résisté au traitement par les sangsues, les saignées et la diète. Son mari craignait que le mal fut irréparable ; en un mot il la croyait poitrinaire. Il la conduisit dans mon cabinet. Après un examen scrupuleux, je lui déclarai que la poitrine de sa dame était dans un état parfaitement sain, que son affection n'était autre qu'un catarrhe pulmonaire simple. Je lui prescrivis l'usage des pilules balsamiques et de l'huile de goudron dans une potion gommeuse, et en un mois la guérison fut complète. La malade était à peine guérie qu'elle devint enceinte et accoucha heureusement d'un garçon qu'elle voulut allaiter elle-même, et depuis cette époque elle s'est toujours bien portée.

Treizième observation (Dossier 200).

Catarrhe pulmonaire avec accès de suffocation. — Guérison en deux mois et demi.

M. Joseph Bonté, artiste peintre, âgé de vingt-quatre ans, vint me consulter au mois de février 1844, pour un catarrhe pulmonaire avec des accès de suffocation presque continuels. Ce jeune homme toussait beaucoup, et expectorait une grande quantité de crachats visqueux; il ne pouvait dormir qu'assis sur un fauteuil; il était dans le dernier degré de maigreur, n'avait nul appétit, chacun le croyait perdu. Il fut soumis au traitement par l'huile de goudron dans une potion gommeuse, par les pilules balsamiques et la poudre anti-asthmatique. Le repos et la diète furent aussi recommandés pendant les premiers jours : j'eus la satisfaction de voir les symptômes effrayants qu'il m'avait présentés diminuer rapidement d'intensité; l'appétit revint peu à peu, et après deux mois et demi, le jeune homme, complètement rétabli, put continuer ses travaux, qu'il n'a plus interrompus depuis cette époque.

Quatorzième observation (Dossier 500).

Catarrhe pulmonaire avec difficulté de respirer. — Guérison en quinze jours.

Mademoiselle Maudron, âgée de dix-neuf ans, toussant depuis deux mois presque continuellement, ayant la respiration courte, gênée, rendait depuis quelques jours, tous les matins, une certaine quantité de glaires, ce qui semblait la soulager. Elle avait beaucoup maigri; ses règles s'étaient arrêtées. Lorsqu'elle vint me consulter, elle était maigre, avait les traits de la face décomposés; enfin elle offrait tous les signes extérieurs d'une phthisie pulmonaire déjà avancée. L'examen attentif de la poitrine ne me fit reconnaître aucune lésion, et je lui promis une guérison prompte et assurée. En effet, après trois jours de traitement, tous les symptômes s'étaient amendés, les traits de la face étaient revenus à leur type normal, et en quinze jours la guérison fut complète. Depuis cette époque jusqu'à ce jour sa santé ne s'est pas démentie un seul instant.

Quinzième observation (Dossier 117).

Catarrhe pulmonaire chronique. — Guérison en deux mois.

M. Laboulay, âgé de quarante-six ans, négociant en soieries à Lyon, était affecté depuis plusieurs années d'un catarrhe pulmonaire chronique, suivi d'une expectoration muqueuse très abondante, surtout le matin. Cet homme fit le voyage de Paris pour ses affaires, et vint me trouver. L'auscultation de la poitrine me fit reconnaître un râle muqueux; il était pâle, maigre, et accusait une grande faiblesse dans les jambes à la moindre fatigue. Le voyage avait encore ajouté à la gravité de sa position. Je soumis ce malade à l'usage de pilules balsamiques et d'un sirop pectoral calmant. Un régime tonique, des viandes rouges rôties, du vin de Bordeaux très vieux pris en petite quantité, favorisèrent le succès de ma médication.

L'expectoration muqueuse très abondante, qui épuisait le malade, diminua dès la première quinzaine du traitement; les forces revinrent peu à peu, et avec elles l'embonpoint; enfin ce malade quitta Paris au bout de deux mois de traitement, dans l'état de santé le plus parfait.

CHAPITRE XXIV.

De la gastrite chronique.

La gastrite a presque été inconnue des anciens auteurs : ils désignaient sous le nom de maladie imaginaire, de fièvre lente, de fièvre hectique, cette terrible affection dont ils ignoraient la véritable nature. Ils la confondaient avec les autres affections de l'abdomen. Boerhaave, Stoll, Cullen l'ont envisagée tour à tour sous divers points de vue, selon qu'ils étaient imbus des principes de l'humorisme ou du solidisme, et on ne trouve rien dans leurs ouvrages qui puisse faire préciser le siége, la nature et le diagnostic de cette affection. Broussais est le premier qui l'ait parfaitement décrite, qui ait tracé un tableau fidèle des symptômes, du siége de cette maladie, et de la nature des lésions qu'elle détermine.

Je distingue deux espèces de gastrites : la gastrite atonique ou sans fièvre, et la gastrite tonique ou fébrile.

Gastrite atonique ou sans fièvre.

Les signes ou symptômes qui font reconnaître les gastrites chroniques sont souvent fort insidieux. Les malades commencent à perdre leur appétit ordinaire, leur langue se charge habituellement d'un enduit muqueux qui leur rend la bouche fade, pâteuse et quelquefois un peu amère; ils aiment les boissons acidulées, les aliments tirés du règne animal leur répugnent et augmentent leur dysepsie; ils préfèrent en général les végétaux frais accommodés au maigre. Les repas trop copieux, les liqueurs alcooliques, le café leur causent des indigestions avec chaleur, sentiment de gêne et de pesanteur dans la région de l'estomac. Les digestions laborieuses sont accompagnées d'un malaise général, de douleurs vagues dans les membres; elles sont suivies de rapports acides, nidoreux ou brûlants, de flatuosités, de borborygmes, quelquefois de nausées, de vomissements, de régurgitations d'un liquide muqueux auquel on donne ordinairement le nom de glaires ou de pituite. Ces accidents peuvent se dissiper d'eux-mêmes quand les malades suivent un régime régulier, et sont assez dociles pour éviter les substances qui leur font du mal.

Quelques personnes jouissant de tous les attributs de la santé, mangeant avec appétit, portent cependant le germe de la gastrite dans une nuance encore plus chronique ; il n'est pas rare, en effet, de voir des femmes affectées de gastrites chroniques très graves, porter sur leur visage les attributs de la plus brillante santé, surtout lorsqu'on les voit à jeun. Les organes paraissent fonctionner régulièrement ; immédiatement après le repas, elles sentent plus de vigueur, plus d'agilité. Le premier travail de la digestion est accompagné d'une légère excitation générale qui les dispose à la gaîté, la circulation est un peu plus active ; mais deux ou trois heures se sont à peine écoulées qu'elles ressentent des douleurs vagues au cardia, au pylore ou dans l'estomac ; il existe assez souvent des douleurs sympathiques dans le dos ou dans l'une des épaules. Les malades sont

tristes et inquiets jusqu'à ce que le calme se réta-
blisse. La constipation coïncide avec cet état.
Cette nuance de la gastrite est très fréquente chez
les grands mangeurs et chez les buveurs.

Dans un degré plus élevé de la maladie, la douleur qui se fait sentir dans l'estomac est plus fréquente, plus vive surtout dans le cas de plénitude;
elle est tantôt sourde, pongitive; tantôt aiguë et
lancinante; elle est quelquefois accompagnée d'un
sentiment de constriction, de torsion; tantôt c'est
comme une barre transversalle fixe qui s'oppose
au passage des aliments. Certains malades accu-
sent la sensation d'une main de fer qui leur resserre l'estomac; d'autres se plaignent d'une boule
qui leur comprime la poitrine et remonte jusqu'au
pharynx; quand à son siège, elle se fait sentir dans
l'un des hypocondres, ordinairement à droite, à
l'épigastre, au pylore, au cardia, et quelquefois si
haut qu'elle paraît pectorale. Cette douleur reten-
tit quelquefois dans le dos et dans les épaules.

Chez beaucoup de malades le duodénum parti-
cipe à l'affection, et la douleur augmente pendant
le temps de la seconde digestion; enfin, dans ce
degré de la gastrite, il y a dyspepsie habituelle,
dégoût pour toute espèce d'aliments; les digestions

sont mauvaises, incomplètes, souvent accompagnées de nausées et de vomissements. La peau est chaude, la langue muqueuse ou sèche, mais presque toujours à sa pointe et sur ses limbes ; le pharynx est rouge et comme desséché après le repas ; aussi les malades demandent-ils avec instance des boissons rafraîchissantes. La respiration est quelquefois gênée ; il existe assez souvent une toux à secousses ; la voix est faible et altérée ; les yeux sont rouges, chassieux, enfoncés dans leurs orbites ; la face est rétrécie, les pommettes sont saillantes, rouges comme dans la phthysie ; il y a constipation ou diarrhée, mais le plus souvent constipation. Les malades sont faibles, fatigués et maigrissent avec la plus grande rapidité.

Gastrite tonique ou fébrile.

En suivant ainsi le développement de la gastrite chronique, j'arrive nécessairement aux gastrites fébriles, où se retrouve une bonne partie des symptômes que je viens d'énumérer, mais de plus la fièvre. Le trouble de l'appareil circulatoire existe toutes les fois que l'estomac est assez enflammé pour réagir sympathiquement sur le cœur, et lui fait partager sa souffrance. Cette fièvre est caractérisée par les symptômes suivants : le pouls est fréquent, petit, serré, quelquefois convulsif et irrégulier. Le malade est averti de son invasion par une chaleur incommode à la région épigastrique, au visage, à la paume des mains et à la plante des pieds ; les forces sont brisées, le plus souvent il n'y a pas de sueurs, la peau reste sèche, les urines sont rouges et peu abondantes, la langue est plus aride, plus rouge et la soif plus vive ; il y a de l'insomnie et de l'anxiété ; l'agitation est très grande après l'ingestion des aliments. Cette fièvre peut durer une, deux ou trois heures quand la maladie n'est pas avancée, ses redoublements n'ont rien de bien constant ; cependant ils ont plutôt lieu le soir ou la nuit ; enfin, elle peut-être continue, et alors l'affection est fort dangereuse ; le pronostic est encore plus mauvais quand le dévoiement se joint à cette fièvre hectique.

C'est dans cette nuance de gastrite qu'on observe les symptômes que les auteurs désignent sous le nom de boulimie, de pyrosis, de gastralgie, de gastrodinie qui n'indiquent que la plus grande sensibilité de l'estomac,

La gastralgie vient compliquer la gastrite chronique chez les personnes très irritables; elle reconnaît ordinairement pour cause l'influence longtemps prolongée des impressions morales, tristes, et offre toujours une mobilité extrême; elle présente une série de phénomènes nerveux qui en imposent au médecin le plus instruit et lui fait oublier l'affection primitive pour n'étudier que des symptômes bizarres et variés dont il fait souvent des maladies spéciales, comme dans cette forme de gastrite chronique qui coïncide souvent avec l'hypocondrie.

Cette affection peut attaquer tous les âges : cependant elle est très rare dans l'enfance et la jeunesse, et ne devient commune que depuis l'âge de vingt-cinq ans jusqu'à cinquante.

Si elle attaque indistinctement toutes les classes de la société, la plupart des observateurs sont d'accord pour avancer que l'ouvrier, celui qui vit du travail de ses bras, en est très rarement atteint : aussi je regarde le défaut d'exercice physique et les travaux du cabinet comme les causes les plus fréquentes de cette affection. Les nombreux malades que j'ai traités de cette maladie appartiennent tous à la classe aisée de la société, et, parmi eux, je compte plusieurs savants et littérateurs distingués.

La marche de cette maladie est ordinairement très lente ; elle peut durer plusieurs mois, et même plusieurs années. Abandonnée à elle - même ou traitée par les moyens ordinaires, elle dégénère en une foule de maladies graves ou mortelles, telles que le squirrhe, le cancer, la phthisie, etc. ; mais par un traitement rationnel, on peut toujours prévenir ces funestes résultats.

On reconnaît la gastrite chronique à la douleur locale, à la chaleur morbide de la peau, la rougeur de la langue, à un appétit capricieux ou nul, à des renvois, des pesanteurs au creux de l'estomac, et quelquefois à des nausées et vomissements. Si ces symptômes manquent, la connaissance du tempérament, de la sensibilité du sujet, la répugnance qu'il éprouve pour les aliments et pour les toniques irritants, suffisent pour faire reconnaître la maladie. Si cette répugnance manque, car le préjugé nous fait souvent prendre le change sur nos sensations, le mauvais effet de ces substances sert de base au diagnostic.

L'affection spasmodique, connue sous le nom

de vomissement nerveux, ne pourrait guère en imposer pour une gastrite ; l'emploi des anti-spasmodiques et des révulsifs violents adoptés dans le traitement de cette maladie, l'absence des autres symptômes suffisent d'ailleurs pour éclairer le diagnostic.

La gastrite est souvent compliquée par la fièvre intermittente : on l'observe dans les pays chauds ; elle affecte surtout les individus qui passent des contrées septentrionales dans des régions plus chaudes, et font abus des stimulants dans leur nouveau climat. On devra présumer que la fièvre intermittente n'est qu'un symptôme de la gastrite quand ses accès auront lieu quelques heures après le repas, à l'époque de la seconde digestion ; quand ils seront accompagnés de douleurs aiguës de l'estomac, de cardialgie, de vomissements, et que l'administration des toniques et des excitants augmentera les accidents et fera passer la fièvre au type continu.

CHAPITRE XXV.

—

Du traitement de la gastrite chronique.

Le traitement de la gastrite chronique se divise en traitement hygiénique et en traitement thérapeutique.

Traitement hygiénique.

La première indication qui se présente consiste à régler le régime, et c'est sur ce point que le médecin devra insister, car il arrive trop souvent que les malades indociles négligent les conseils du médecin pour se livrer à des jouissances dont la privation est pénible et difficile pour eux. Les règles diététiques que je vais tracer doivent être rigoureusement suivies par le malade, non seulement pendant la durée de son affection , mais encore quelque temps après, afin d'en prévenir le retour. Je ne saurais donc trop insister près des malades pour qu'ils s'y soumettent ; car le régime marche en première ligne dans le traitement hygiénique de cette affection.

La diète , qui est de rigueur dans la gastrite aiguë, doit être moins sévère dans la gastrite chronique. Il faut commencer d'abord par nourrir avec des aliments féculents, des bouillons de bœuf dégraissés , des soupes , et en petite quantité ; alors, si la digestion s'accomplit régulièrement, on passera à une alimentation plus substantielle. Après quelques jours de ce régime , il arrive que les aliments féculents et peu réparateurs, naguère si bien digérés, pèsent à l'estomac, et pourraient faire craindre un retour à l'état aigu ; il n'en est rien cependant, et l'expérience m'a appris qu'il ne fallait pas hésiter en pareil cas à prescrire une alimentation un peu plus tonique et plus réparatrice. Avant d'arriver à découvrir celle qui convient le mieux, il faut faire plusieurs essais : les potages au vermicelle, à la semouille, passent très bien chez tel malade , tandis que chez tel autre les potages doivent être au gras aromatisés et très salés ; un troisième digère bien les viandes rôties et les substances solides ; enfin l'estomac des malades affectés de gastrite chronique est très capricieux, et la composition de leurs aliments doit être souvent changée. Le choix des aliments offre donc les plus grandes difficultés, et exige un tact peu ordinaire, parce que l'aliment qui convient à tel sujet est mauvais pour tel autre. Schmidtmann assure avoir vu des malades ne pouvoir supporter les viandes ordinaires et très bien digérer du lard. Enfin, quoi qu'il en soit de ces dispositions individuelles, je jetterai un coup d'œil rapide sur les aliments et les boissons qui conviennent dans la généralité des cas, et sur ceux qui pourraient leur nuire.

D'abord, parmi les aliments sur lesquels doit se porter le choix du malade et du médecin, je citerai : la croûte du pain ordinaire bien cuit, et même le pain de gruau, le riz, le maïs, l'arrow root, les soupes faites avec ces substances et les bouillon de bœuf et de poulet; les soupes maigres fortement relevées avec du sucre, des jaunes d'œufs; les viandes blanches bouillies et mieux rôties; la partie extérieure et grillée de la viande, celle-ci encore saignante et seulement saisie par le feu ; les œufs à la coque ; les poissons, tels que le merlan et la sole , les huîtres bien fraîches ; les fruits bien mûrs , la pêche , le raisin , et en général presque tous les fruits bien sucrés et aromatisés ; les légumes sucrés chargés de fécule, la carotte et la betterave, les salsifis, l'asperge, le céleri, les haricots verts, la laitue, la chicorée, les épinards. Parmi les boissons, celles qui conviennent le mieux sont l'eau coupée en proportion variable avec le vin de Bordeaux ou de Bourgogne très vieux, l'eau fortement sucrée, quelquefois les infusions aromatiques de véronique, de sauge, de petit chêne, de germandrie, de petite centaurée, etc.

Ce n'est qu'avec beaucoup de précautions et graduellement qu'on pourra ramener le malade à ses habitudes, et l'usage du vin pur ne devra lui être permis que fort tard.

Les substances alimentaires généralement nuisibles sont : le pain peu cuit, mal levé, la mie, les viandes blanches bouillies, le veau, les viandes en ragoût ou privées de leur substance aromatisante, de l'osmazone, les soupes maigres et acides ; les poissons gras, huileux et à chair serrée, tels que le maquereau, l'anguille, le saumon ; les fruits chargés de principes acides, aqueux ou de mucilage, comme les cerises, les pommes, le raisin peu mûr, les framboises, le melon; les légumes chargés d'eau, de mucilage ou desséchés, tels que les haricots rouges, blancs, les pois, les navets, les choux, les fèves; le vin blanc et les vins rouges acides et nouveaux, le cidre, la bière, les excitants et les alcooliques, le thé, le café, les liqueurs, l'eau-de-vie.

Enfin, il n'est pas de règles bien certaines et bien fixes à cet égard; il faut tenir compte du goût et des caprices des malades et prendre en considération les effets qu'ils éprouvent après l'ingestion de tel ou tel aliment.

La température et la quantité des aliments et des boissons ne sont point indifférentes; il est des malades qui ne se trouvent bien qu'en mangeant et buvant froid, d'autres qui ne font passer leurs aliments qu'en buvant une boisson très chaude, telle qu'une infusion légère, soit de sauge, de mélisse, de véronique, etc. C'est dans ce cas surtout que l'on doit tenir compte des caprices de l'estomac du malade. Quant à la quantité des aliments, Johnson prescrit de ne l'augmenter que graduellement et lorsque l'estomac s'y est habitué.

Il faut aussi contraindre le malade à manger à des heures réglées et à ne faire que trois repas par jour; toutes les sensations qu'il ressentira dans l'intervalle et qu'il prendra pour la faim ne doivent pas être écoutées, à moins qu'il n'arrive des tiraillements et des douleurs vives de l'estomac: alors un peu d'eau sucrée aromatisée avec de la fleur d'oranger suffira pour apaiser cette fausse faim et ramener le calme jusqu'au repas suivant; mais on doit absolument se refuser à satisfaire la faim nocturne qui réveille les malades pendant la nuit.

Après le régime, les moyens hygiéniques les plus efficaces sont : les distractions de toute espèce, les promenades, l'équitation, les voyages, l'exercice du jardinage; enfin éloigner les occupations intellectuelles et exercer les muscles : telles sont les indications qu'il faudra remplir.

Les circumfusa exercent une influence des plus remarquables; il faudra éviter l'influence d'une atmosphère trop chaude qui ne tendrait qu'à entretenir la susceptibilité morbide : le changement d'air, le séjour à la campagne favoriseront aussi l'action du régime et des agents thérapeutiques.

Traitement thérapeutique ou curatif de la gastrite chronique.

Les médicaments employés contre cette affection ont été tour à tour pris dans la classe des sédatifs et narcotiques, des toniques, des purgatifs, des vomitifs, des résolutifs, et même des anti-spasmodiques, surtout lorsque l'affection était compliquée par le vomissement : ainsi on s'est beaucoup servi de l'eau froide, soit en bains, soit en boissons, pour combattre la gastrite chronique. Hoffmann dit en avoir retiré de bons résultats. On est même allé jusqu'à faire prendre la glace à l'intérieur : mais ce moyen peut être dangereux à cause de la réaction qui suit son ingestion dans l'organe affecté. Je me suis, au contraire, servi avec avantage des applications de glace sur l'épigastre du malade.

Schmidtmann attribue des guérisons de gastrite chronique à l'eau distillée de laurier cerise, à la dose de **2** à **6** grammes en potion, unie à une eau distillée ; l'eau de laitue jouit à un faible degré de qualités sédatives, mais elle n'est plus guère usitée qu'à titre d'excipient.

L'opium a été regardé comme la panacée de cette maladie. C'est, en effet, le médicament qui réussit le mieux quand il s'agit de diminuer la trop grande sensibilité de l'estomac et des intestins, de procurer au malade du calme et du sommeil et d'arrêter le dévoiement ; mais on lui reproche d'augmenter la constipation lorsqu'elle existe déjà, et de produire une sorte d'engourdissement nuisible aux fonctions digestives.

La médication tonique convient quelquefois dans la gastrite chronique ; mais c'est principalement vers la fin du traitement. Il faut, dans ces cas, observer attentivement les effets des remèdes, et craindre que sous son empire la susceptibilité de l'estomac se réveillant ne rappelle ou n'augmente l'inflammation de l'organe ; on pourra les associer aux narcotiques afin de diminuer les effets de la surexcitation qu'ils produisent. Parmi les toniques, les plus employés sont le carbonate de fer, le quinquina et l'infusion sucrée de glands de chêne torréfiés. Cette infusion peut être donnée en guise de café à la fin des repas.

Les auteurs regardent généralement comme dangereux l'usage de l'ipécacuanha, de l'émétique et des purgatifs qui ont une certaine énergie, comme l'aloès, la coloquinte, le jalap, et les compositions dans lesquelles ils entrent. Cependent il est des cas non douteux de gastrite chronique compliquée d'embarras gastrique ou de constipation, où un purgatif doux est absolument nécessaire ; alors il ne faudra pas craindre d'administrer la manne, l'huile de ricin, le sirop de chicorée, et voire même l'eau de Sedlitz. On se servira aussi avec avantage des lavements simples de guimauve, ou rendus purgatifs par l'addition d'une infusion de follicules de séné ou du sulfate de soude à la dose de 15 à 30 grammes par lavement. Dans le cas de vomissements opiniâtres, j'ai employé souvent avec avantage la poudre de colombo, le sous-nitrate de bismuth, le musc seul ou uni à l'opium.

Les vésicatoires volants m'ont été quelquefois utiles, appliqués sur les jambes ou les cuisses; mais je ne conseille pas de jamais les appliquer, à l'exemple de quelques médecins, sur la région épigastrique, car leur action pourrait s'étendre à l'organe déjà enflammé. Les frictions sur les membres, les effusions froides, les bains de pieds synapisés m'ont procuré des succès dans certains cas de gastrite chronique qui avaient résisté aux autres moyens.

Dans le traitement de cette maladie, j'emploie depuis quelques années un sirop calmant qui est d'une grande efficacité ; ce sirop est un composé de substances que nous venons de passer en revue. J'y joins l'usage d'un emplâtre calmant que je fais appliquer sur le creux de l'estomac. Ce sont à peu près les deux moyens curatifs que j'emploie le plus souvent, quand j'ai à combattre des gastrites opiniâtres ; leur usage est continué pendant un temps plus ou moins long d'après la gravité, l'ancienneté de la maladie ; la dose varie selon l'âge, le tempérament et l'intensité de l'affection. Je puis assurer que depuis plusieurs années ce traitement m'a procuré des succès qu'on avait recherchés en vain par toutes les médications généralement employées. Dans les cas où la gastrite était compliquée par d'autres affections étrangères, j'ai modifié et je modifie toujours mon traitement d'après la nature de ces complications; lorsqu'il y a dégénérescence cancéreuse de l'estomac, l'usage de l'eau dissolvante ajoutée à celui du sirop calmant produit des effets presque miraculeux.

—⊰⧉⊱—

CHAPITRE XXVI.

—

Observations de guérison de gastrite chronique.

Première observation (Dossier 81).

Gastrite chronique. — Guérison en trois mois.

Madame Gervois, âgée de trente-cinq ans, souffrait depuis sept ans d'une gastrite chronique accompagnée de vomissements fréquents. Voici sa position, lorsque, le 2 mai 1842, elle vint réclamer mes soins.

Sa maigreur était extrême, son teint jaunâtre; elle éprouvait, surtout après avoir mangé, de vives douleurs au dos et au creux de l'estomac; elle avait régulièrement toutes les semaines un ou deux vomissements de matières verdâtres ressemblant à de la bile; elle allait difficilement et rarement à la garde-robe ; elle était habituellement triste et mélancolique, d'un caractère irritable et d'une sensibilité exagérée. Je la mis à l'usage du sirop calmant et des pilules sédatives ; des bains alcalins et un régime approprié à sa position, complétèrent la médication. Quinze jours s'étaient à peine écoulés qu'elle digérait mieux ; elle allait à la selle plus facilement ; enfin, au bout de trois mois de traitement, elle avait repris sa fraîcheur et son embonpoint, et, depuis cette époque, elle s'est toujours bien portée.

Deuxième observation (Dossier 110).

Gastrite chronique. — Guérison en un mois.

M. Bonnet, âgé de quarante ans, malade depuis huit ans, vint me consulter le 4 juillet 1844 ; il me raconta que depuis huit ans il digérait difficilement, et que depuis deux mois les indigestions devenaient continues ; qu'il avait des rapports acides très fréquents. Après avoir mangé il éprouvait un sentiment de pesanteur, de malaise vers la région de l'estomac ; sa digestion était plutôt gênante et difficile que douloureuse ; elle était même si laborieuse, que les symptômes se prolongeaient quelquefois jusqu'au lendemain matin au moment du réveil. Il avait le ventre gros et tendu, et n'allait que très difficilement à la selle. Cet homme fut mis à l'usage du sirop calmant et des pilules sédatives ; je lui fis appliquer sur le creux de l'estomac un emplâtre fondant ; son régime fut léger dans les premiers jours, enfin il devint tonique et fortifiant dans la dernière quinzaine du traitement. Ce traitement fut suivi d'un résultat si prompt, qu'au bout d'un mois M. Bonnet fut délivré de sa gastrite, et il se porte maintenant mieux qu'il ne s'est jamais porté avant sa maladie.

Troisième observation (Dossier 101).

Gastrite chronique, dégénérescence cancéreuse de l'estomac. — Guérison en cinq mois.

M. Cavé, négociant à Lyon, âgé cinquante ans, m'écrivit au mois de juillet 1843, la lettre suivante :

Lyon, le 18 juillet 1843.

Monsieur,

Ayant eu connaissance de plusieurs cures que vous venez d'opérer en notre ville depuis quelque temps, je viens aussi me recommander à vous pour obtenir la guérison d'une gastrite qui dure depuis plus de dix ans; j'ai tout fait pour me débarrasser de cette terrible maladie.

Les premiers médecins que j'ai consultés m'ont fait faire de nombreuses applications de sangsues sur l'estomac et à l'anus; j'ai pris beaucoup de bains; j'ai eu sur l'estomac un emplâtre fortement saupoudré d'émétique; j'ai suivi un régime sévère. La maladie parut se calmer; je n'avais plus de maux d'estomac, mais une constipation opiniâtre s'établit, je restais quelquefois plusieurs jours sans aller à la selle; j'avais des maux de tête fréquents. Des lavemens qui me furent ordonnés parurent calmer tous ces accidents ; mais depuis cette époque, je ne pus aller du ventre qu'au moyen de lavements; enfin il m'est resté des douleurs d'estomac, et, depuis environ trois mois, je vomis. Dans les premiers temps, les matières que je rendais étaient glaireuses, un peu jaunâtres; elles sont depuis quelques jours noires, et ressemblent parfaitement à du marc de café. J'ai le teint jaune ainsi que le blanc des yeux, tout ce que je prends me fait mal ; enfin, Monsieur, je suis dans un état bien malheureux. On dit que j'ai le *pylore*. Je suis fâché de ne pouvoir mieux vous raconter ma maladie, et vous expliquer ma position; mais je serais heureux si vous pouviez bien me comprendre, afin de m'aider de vos conseils dans ma triste position.

J'ai l'honneur d'être, etc.,

CAVÉ,

Négociant à Lyon.

D'après les détails fournis par cette lettre, je vis parfaitement que je n'avais pas à traiter une simple gastrite chronique, mais encore une dégénérescence cancéreuse de l'estomac. Le traitement dut en conséquence être modifié ; je lui fis expédier, en même temps que le sirop calmant que j'emploie dans les gastrites, une bouteille d'eau dissolvante. Ce traitement, joint à l'usage de la glace, à un régime sévère, eut tout le succès que je pouvais attendre ; mes prévisions en furent même dépassées, d'après plusieurs lettres écrites par le malade afin de me tenir au courant des bons effets des médicamens que je lui avais ordonnés. Je reçus, après cinq mois de traitement, la lettre suivante, où le malade m'annonçait une guérison parfaite, et me priait de lui donner quelques conseils pour prévenir le retour de cette maladie.

Lyon, le 24 décembre 1843.

Monsieur,

La présente est pour vous annoncer que ma guérison est complète; je digère aussi bien qu'avant ma maladie, j'ai repris de l'embonpoint, et je continue mon commerce. Jamais je n'ai été aussi heureux que je le suis maintenant, et c'est à vous seul, Monsieur, que je le dois. Je désirerais savoir quel régime je dois suivre pour prévenir le retour de cette terrible maladie, car c'est maintenant ma seule crainte. En attendant le plaisir de recevoir de vos nouvelles, agréez, Monsieur, l'assurance de la considération distinguée et de la reconnaissance la plus vive de votre tout dévoué serviteur,

Cavé,
Négociant à Lyon.

Quatrième observation (Dossier 171).

Gastrite chronique grave.— Guérison en deux mois.

M. Lançon, négociant à Marseille, était atteint depuis plusieurs années d'une gastrite chronique grave. Après avoir consulté tous les médecins de Marseille , il résolut de faire le voyage de Paris pour s'y faire traiter. A son arrivée, il courut en consultation chez les célèbres professeurs de la Faculté. Leur traitement fut ce qu'il est toujours, savoir : des sangsues à l'épigastre, des cataplasmes, des bains, des lavements. D'autres ordonnèrent les toniques, l'eau de Vichy. Enfin il ne vint me trouver qu'après avoir essayé en vain une foule de traitements. Voici l'état dans lequel je le trouvai la première fois que je le vis : il éprouvait beaucoup de difficulté à digérer, et parfois des renvois acides après avoir mangé ; il sentait de la pesanteur à la région de l'estomac ; il avait une constipation opiniâtre, et rendait avec beaucoup de peines des matières dures ressemblant à de petites noisettes ; des maux de tête presque continuels lui faisaient rechercher la solitude et le rendaient triste et mélancolique.

Ce malade fut mis à l'usage du sirop calmant et des pilules sédatives, et, en moins de quinze jours, il commença à digérer facilement, et deux mois s'étaient à peine écoulés que sa santé était parfaitement rétablie, et qu'il retournait joyeux à ses affaires.

Cinquième observation (Dossier 1).

Gastrite chronique.—Guérison après quatre mois de traitement.

M. Legrand, propriétaire à Orléans, âgé de soixante ans, souffrait depuis plusieurs années d'une gastrite chronique. Voici ce qu'il m'écrivit au mois de juin 1842 pour me faire connaître sa position.

Orléans, le 8 juin 1842.

Monsieur,

J'ai entendu parler de vos cures, et je viens me confier à vos soins, espérant que vous serez aussi heureux avec moi que vous l'avez été avec plusieurs malades de ma connaissance. Depuis quatre ans j'éprouve, après avoir mangé, des pe-

santeurs au creux de l'estomac, des renvois fréquents ; pendant que je suis à table, je ressens
souvent une chaleur incommode, surtout à la
figure. J'éprouve de violents maux de tête au
moindre bruit, à la moindre contrariété; les idées
les plus noires et les plus mélancoliques me pour-
suivent sans cesse; j'ai beaucoup maigri, et je
suis si faible que c'est à peine si je puis supporter la moindre fatigue.

Voyez, Monsieur, si, d'après les détails qui
précèdent, vous pouvez apprécier ma triste position et les moyens d'y apporter du soulagement.

Je suis en attendant votre réponse, votre très
humble serviteur,

LEGRAND.

Je répondis immédiatement à ce malade, et je
lui envoyai, avec ma consultation, les médicaments spéciaux nécessaires dans sa triste position. Je le soumis à un régime sévère, à l'usage
du sirop calmant et des pilules sédatives, et, après
quatre mois de traitement, voici la lettre qu'il
m'écrivit pour me remercier de mes soins.

Orléans, ce 15 octobre 1842.

Monsieur le Docteur,

Je viens vous annoncer que vous pouvez me classer parmi vos nombreuses guérisons : ma maladie, quoique grave et ancienne, a complètement disparu, et je jouis maintenant de la plus parfaite santé; quatre mois de votre traitement ont suffi pour me la faire retrouver. Je supporte indistinctement tous les aliments, moi qui ne pouvais rien digérer sans souffrir horriblement; ma santé, ma gaîté, tout est revenu en même temps. Combien ne vous dois-je pas de reconnaissance pour le bonheur que vous m'avez procuré ! une seule chose manque à ma satisfaction, c'est de n'avoir pu encore vous témoigner de vive voix tout l'effet que produit sur moi ma guérison, ce que je me réserve de faire au printemps prochain, dans le premier voyage que je ferai à Paris.

En attendant, veuillez agréer, Monsieur le Docteur, l'expression des sentiments de reconnaissance de votre tout dévoué serviteur,

Legrand, d'Orléans.

Sixième observation (Dossier 3).

Gastrite chronique fébrile. — Guérison en deux mois.

Madame Quelin, âgée de trente-six ans, d'un tempérament sanguin, vint me consulter au mois de juillet 1843, pour une gastrite chronique qui la faisait souffrir depuis deux ans. Cette malade se plaint d'une douleur vive continuelle au creux de l'estomac aussitôt après l'ingestion des aliments ; son pouls devient fréquent et irrégulier ; elle ressent une chaleur incommode à la peau, et surtout à la région épigastrique ; ses forces sont brisées, sa peau est sèche, ses urines sont rouges et en petite quantité ; sa langue est rouge ; la soif est vive ; elle ne repose pas pendant la nuit. A ces traits je ne pus méconnaître une gastrite chronique fébrile, et la malade consentit à toute la docilité que j'exigeai d'elle, d'après l'assurance que je lui donnai que la guérison n'aurait lieu qu'en suivant exactement, et de point en point, toutes mes prescriptions et le régime sévère que je lui ordonnai dès le début.

Je lui prescrivis l'usage du sirop calmant à la dose de trois cuillerées dans la journée, et les pilules sédatives deux le soir en se couchant. Son régime dut se composer, dans le principe et exclusivement, de lait et de potages sucrés. Au bout de trois semaines de traitement, elle était tellement soulagée, que je me relâchai un peu sur la sévérité du régime ; enfin, au bout de deux mois de traitement, elle fut parfaitement guérie, et, depuis cette époque jusqu'à ce jour, 25 août 1845, sa santé s'est toujours maintenue dans l'état le plus satisfaisant.

Septième observation (Dossier 32).

Gastrite chronique. — Guérison en trois mois.

M. Bonin, négociant dans la banlieue de Paris, vint me consulter au mois de septembre 1843, pour sa femme qui souffrait depuis deux ans d'une gastite chronique. Cette dame avait suivi depuis le commencement de sa maladie plusieurs traitements de divers médecins : le peu de résultats qu'elle avait obtenus l'avait dégoûtée de la médecine, elle ne voulait plus en entendre parler ; enfin le mari m'apporta toutes les ordonnances et les consultations que sa femme avait suivies vainement. Je reconnus une gastrite chronique, et je lui fis remettre une bouteille de sirop calmant. Le mari lui fit prendre de ce sirop par surprise ; son goût agréable se prêtait facilement à cette petite ruse. Cette dame s'en trouva fort bien et voulut le continuer; ce fut alors que son mari lui découvrit le subterfuge dont il s'était servi. Elle voulut me voir, et voici l'état dans lequel je la trouvai le **22** septembre **1843**, lorsque je la vis pour la première fois.

Cette dame était âgée de trente ans, elle était extrêmement maigre, avait le teint jaune, ressentait des douleurs vives dans le dos et l'épigastre ; elle allait à la selle difficilement, et ne rendait chaque fois que des matières dures ressemblant à de petites noix ; elle vomissait presque régulièrement une ou deux fois par jour des matières âcres, bilieuses ; elle était triste et mélancolique et d'un caractère très irritable.

Cette dame, qui s'était bien trouvée du sirop calmant, le seul remède, dit-elle, qui ait pu apporter quelque soulagement à ses maux, n'eut pas de peine à se soumettre à mes prescriptions. Je déployai contre cette maladie tous mes moyens curatifs : sirop calmant, pilules sédatives, emplâtre calmant, régime sévère, tout fut mis en usage; plus tard, j'y joignis les bains aromatiques, les frictions cutanées, et je parvins enfin à guérir complètement cette malade en trois mois de traitement. Cette dame était à peine guérie qu'elle devint grosse et accoucha heureusement d'un garçon qu'elle voulut allaiter elle-même, et depuis cette époque elle s'est toujours bien portée.

Huitième observation (Dossier 47).

Gastrite chronique — Guérison en deux mois.

Une demoiselle M..., de mes connaissances, âgée de trente-neuf ans, était affectée depuis neuf ans d'une gastrite chronique qui l'avait réduite au dernier degré de marasme. J'avais rencontré autrefois cette femme dans le monde, brillante de jeunesse, de fraîcheur, de santé, et j'eus besoin pour la reconnaître dans l'état de dépérissement où elle se trouvait de toutes les circonstances qu'elle me rappela. Cette femme souffrait beaucoup dans le dos et les épaules; des douleurs sourdes se faisaient sentir dans le creux de l'estomac une demi-heure ou une heure après avoir mangé; le pharynx était rouge, comme desséché; la peau était chaude et sèche: sa voix faible et altérée; ses yeux étaient rouges, chassieux, enfoncés dans leurs orbites; elle avait une constipation opiniâtre qui la fatiguait considérablement; enfin les pommettes étaient rouges et saillantes comme chez les phthisiques. On peut voir par l'énumération des symptômes combien le cas était grave; c'est cependant un de ceux où mon traitement a eu le plus de succès : aussi je recommande cette observation à tous les gens de l'art.

Cette malade fut mise à l'usage du sirop calmant, des pilules sédatives, et au régime dans toute la sévérité de ma prescription. Elle m'a depuis avoué qu'elle avait le désespoir dans le cœur, et qu'elle avait commencé mon traitement avec la désolante certitude qu'aucun médecin n'était capable de la guérir.

Cependant huit jours s'étaient à peine écoulés que déjà l'estomac commençait à digérer plus facilement, la constipation avait cessé, la malade passa alors d'un extrême abattement à une sécurité sans bornes, elle se crut guérie; enfin au bout d'un mois et demi de traitement, quoique son état ne laissât rien à désirer, je lui fis continuer son traitement et son régime pendant quinze jours encore pour consolider sa guérison. Je vois souvent cette demoiselle qui, depuis son traitement, a toujours joui de la meilleure santé.

Neuvième observation (Dossier **105**).

Gastrite chronique latente — Guérison en deux mois.

Madame G..., âgée de vingt-sept ans, mariée depuis neuf ans, avait toujours été bien réglée et jouissait en apparence de tous les attributs de la santé. Prise à jeun, elle paraissait se porter parfaitement. Toutes ses fonctions se faisaient régulièrement ; mais elle portait en elle le germe de la gastrite. Chez elle le premier travail de la digestion était accompagné d'une légère excitation générale qui la disposait à la gaîté ; mais deux ou trois heures après elle commençait à ressentir de petites douleurs à la région de l'estomac ; elles augmentaient graduellement et s'étendaient jusque dans le dos. Pendant ce temps de souffrances, sa peau était chaude, sa langue un peu rouge et sa soif excessive ; cet état durait deux ou trois heures, après lesquelles le calme se rétablissait. Elle était habituellement constipée. Cette dame fut soumise à un régime sévère et à l'usage du sirop calmant et des pilules sédatives qui, en deux mois la guérirent parfaitement.

Dixième observation (Dossier 1150).

M. Pérusset, maître maçon à Paris, âgé de cinquante ans, vint me consulter au mois de juin 1844 pour une gastrite chronique qui le faisait souffrir depuis plusieurs années. Lorsque je le vis, il me raconta qu'il avait perdu l'appétit, que toute espèce d'aliment le dégoûtait, que ses digestions étaient mauvaises et souvent accompagnées de nausées et de vomissements. Il a beaucoup maigri ; il a habituellement la bouche mauvaise, une soif continuelle ; sa respiration est quelquefois gênée, et de temps en temps il tousse. J'examinai avec le plus grand soin la poitrine de ce malade, je la trouvai saine ; cette toux était évidemment sympathique de l'affection principale dont le siége était dans l'estomac. On avait épuisé chez ce malade toute la thérapeutique habituelle de cette maladie :

sangsues, saignées, bains, lavements, diète, tout avait été inutilement employé. Je prescrivis à ce malade l'usage du sirop calmant et des pilules sédatives; je lui fis appliquer sur le creux de l'estomac un emplâtre fondant; je lui ordonnai en même temps un régime légèrement tonique composé de viandes rôties, de potage au tapioka et de vin vieux de Bordeaux coupé. Lorsque le malade vint me revoir après quinze jours de traitement, il était émerveillé du succès; l'appétit était revenu, la digestion se faisait bien, enfin tous les symptômes de la maladie avaient disparu. Je lui fis continuer son traitement pendant quinze jours encore. Enfin le mois était à peine écoulé que le malade avait repris ses forces et son embonpoint. Il se porte maintenant mieux que jamais il ne s'était porté avant cette maladie.

Je me bornerai à citer ces dix observations. Je pourrais y en ajouter un grand nombre d'autres; mais elles suffiront pour prouver l'efficacité de mon mode de traitement et sa supériorité sur tous ceux qui sont généralement employés dans cette affection.

CHAPITRE XXVII.

—

De l'aménorrhée ou suppression des règles.

Le mot aménorrhée vient du grec α, *privatif*, μεν, *mois*, et ρεω, *je coule*, et veut dire défaut d'écoulement des mois.

J'entendrai par aménorrhée non seulement le défaut d'écoulement des règles, leur absence complète, mais encore la diminution et le retard de cet écoulement.

L'aménorrhée ou suppression des règles est un phénomène qui se présente très fréquemment, et qui, en général, très mal étudié et mal traité, donne lieu aux accidents les plus funestes. S'il est difficile, dans l'état actuel de la science, de reconnaître constamment la cause de la suppression des règles et de déterminer s'il y a ou non une médication spéciale à lui opposer, ou le moment indiqué pour agir. Tout cela tient à ce que l'on considère ce phénomène comme une maladie à part et non comme un symptôme d'une autre affection.

L'aménorrhée, je le répète, n'est point une maladie à part ; elle n'est que le symptôme d'une maladie constitutionnelle ou de certaines altérations organiques qu'un examen attentif finit toujours par faire reconnaître.

Je distingue deux sortes d'aménorrhée : 1° l'aménorrhée par défaut d'excrétion ; elle peut être utérine ou vaginale, et reconnaître pour cause soit une imperforation du vagin ou de la membrane de l'hymen, soit une réunion vicieuse des parois du vagin ou des grandes lèvres, soit la présence d'un corps étranger, tels que des polypes, des caillots ou pessaires ; dans ces cas une opération chirurgicale suffit pour débarrasser le malade et rétablir instantanément l'écoulement menstruel.

2° L'aménorrhée par défaut de sécrétion. Elle peut être accidentelle ou constitutionnelle. L'aménorrhée accidentelle est celle qui survient brusquement sous l'influence d'une cause subite, et

accidentelle surtout au moment de la menstruation.

L'aménorrhée constitutionnelle est occasionnée
par toutes les causes qui peuvent débiliter la constitution avant et pendant la période menstruelle.

Causes de l'aménorrhée.

Je citerai au premier rang, parmi les causes de
l'aménorrhée, toutes les causes débilitantes. L'habitation des lieux bas et humides privés de l'influence des rayons solaires, les aliments de mauvaise qualité ou peu réparateurs, les peines morales, les chagrins, la vie inactive, les veilles
prolongées, les travaux excessifs, la convalescence après de longues maladies, les saignées
fréquentes ou trop copieuses, la vie sédentaire et
oisive, l'exercice de certaines professions, telles
que celles de couturière, de blanchisseuse, l'usage
de boissons aqueuses chaudes, les passions tristes,
le chagrin, la douleur, les privations de tout genre
sont autant de causes qui débilitent la constitution
et produisent l'aménorrhée constitutionnelle et
les flueurs blanches qui coïncident presque constamment avec elle.

Les causes principales de l'aménorrhée accidentelle sont, outre les maladies aiguës graves, les passions violentes, la colère, la crainte, le désespoir, une contrariété soudaine qui viennent se manifester au moment de la menstruation, et en arrêtent subitement le cours ou le diminuent d'une manière notable. Il est d'autres causes physiques qui agissent plus brusquement encore et produisent presque à coup sûr l'aménorrhée accidentelle, telles sont l'exposition à l'air froid, l'immersion des mains et des pieds dans l'eau froide, l'ingestion de boissons glacées, de purgatifs ou d'aliments lourds et indigestes, une saignée au bras, une douleur subite, et en général toute cause physique agissant au moment même des règles et capable d'opérer une révolution dans l'économie et d'intervertir l'ordre des fonctions habituelles de nos organes.

Symptômes de l'aménorrhée.

Les symptômes de l'aménorrhée sont locaux et généraux.

Les symptômes locaux ou ceux qui se manifestent dans le système utérin ou les parties voisines de cet organe, sont les tranchées utérines, un sentiment de pesanteur dans le bassin et les parties profondes de la génération ; le catarrhe utérin ou les flueurs blanches, et dans quelques cas l'inflammation et même le cancer de la matrice et de son col ; mais les symptômes locaux les plus ordinaires sont les douleurs plus ou moins vives dans la région lombaire, dans l'aine et quelquefois même à la partie supérieure des cuisses.

Les symptômes généraux sont souvent les seuls qui indiquent la suppression ou le retard des menstrues. La femme éprouve une fatigue générale, des douleurs vives dans les membres et principalement dans les articulations. Elle devient mélancolique ou irritable ; elle est en proie à des palpitations et quelquefois à des dyspnées très intenses, ses digestions se troublent, son appétit devient quelquefois nul, d'autres fois bizarre et dépravé ; la maigreur et la pâleur qui sont le résultat de ce défaut de nutrition concourent à entretenir l'aménorrhée et la chlorose qui l'accompagne et la complique dans ce cas.

Il serait difficile de préciser à quel point commence l'aménorrhée, et d'établir une ligne de démarcation bien marquée entre la chlorose et l'a-

ménorrhée, car l'aménorrhée est tantôt la cause de
la chlorose, tantôt elle n'en est que l'effet ; aussi
la plupart des auteurs embrassent-ils ces deux
maladies dans la même description.

Diagnostic de l'aménorrhée.

Le diagnostic de l'aménorrhée renferme deux
points de vue différents : le premier est le fait
même de la suppression des règles et le second
les phénomènes qui l'accompagnent.

Si le rapport de la malade semble suffire pour
faire reconnaître la suppression, il ne suffit pas
pour diriger le médecin dans la conduite qu'il doit
tenir dans cette circonstance ; en effet, il peut
prendre un état de grossesse commençante pour
une aménorrhée ; les femmes qui ont intérêt à dis-
simuler leur grossesse ou qui désirent étouffer un
fruit conçu dans le mystère, n'essayent que trop
souvent à tromper le médecin et à lui présenter
comme une maladie ce qui n'est qu'un effet des
lois communes de la nature. Il est alors difficile
de reconnaître la vérité, surtout si la grossesse est
au début. Dans le cas où elle serait avancée, le
diagnostic pourra s'éclairer par l'application du

stéthoscope, les battements du cœur de l'enfant qui sont le double de ceux de la mère, et le bruit de souffle que l'on entend au point d'insertion du placenta, ne laissent plus le moindre doute sur la nature du mal.

Chez les femmes qui sont arrivées à l'époque critique, le médecin peut prendre pour un retard ou une suppression ce qui n'est que la conséquence nécessaire de la révolution organique qui se prépare. L'erreur est d'autant plus difficile à éviter, que la plupart des femmes dissimulent avec soin tout ce qui peut fournir quelques lumières au médecin qu'elles consultent. Jalouses, dit Royer-Collard, de retenir une jeunesse qui s'enfuit, il est des femmes qui se dissimulent à elles-mêmes leur âge ou le cachent soigneusement aux autres, et cherchent à prolonger une évacuation dont elles regardent la fin comme le terme de leur existence. Dans ces cas, la méprise peut encore être funeste, et en voulant rappeler le flux menstruel contre le vœu de la nature, on s'exposerait à provoquer des métrorrhagies dangereuses, ou à amener des inflammations et des cancers à la matrice.

Le médecin doit donc, dans des cas aussi graves, s'armer d'une juste défiance, et si son adresse ne lui fournit pas les moyens de reconnaître la vérité, il doit agir avec lenteur, gagner du temps, et attendre que les circonstances achèvent de l'éclairer. A l'égard des phénomènes secondaires, il est important de remonter à l'affection qui en est la source, et de ne pas les séparer de la maladie dont ils sont les symptômes. Dans ces cas, il faut diriger spécialement son attention vers les fonctions utérines ; si les affections coïncident avec la suppression menstruelle, si elles sont nées avec elles, et qu'elles augmentent à chaque retour de l'époque des règles, il faut chercher à les rappeler, et alors l'ordre se rétablit, et les symptômes, même les plus alarmants, disparaissent comme par enchantement.

Prognostic de l'aménorrhée.

Le prognostic de l'aménorrhée varie suivant les causes de l'affection, son ancienneté et l'intensité des symptômes qui l'accompagnent. Le prognostic doit encore varier suivant que l'aménorrhée est accidentelle ou constitutionnelle, et d'après les causes qui y ont donné lieu.

L'aménorrhée accidentelle occasionnée par une

morbide cause subite sans aucune disposition préalable, cède facilement aux moyens thérapeutiques, tandis que l'aménorrhée constitutionnelle, qui tient souvent à un état d'épuisement survenu par suite de l'usage long-temps continué d'une mauvaise nourriture ou des excès qui ont affaibli tous les organes, est plus longue et plus difficile à guérir.

Celle qui tient à une inflammation de la matrice, à un engorgement ou à une dégénérescence de cet organe, est sans contredit la plus grave de toutes, puisqu'elle entraîne nécessairement la mort de la malade, si on ne dirige contre elle un traitement rationnel dont l'efficacité repose sur la patience et la docilité de la malade et l'habileté du médecin qui la traite.

CHAPITRE XXVIII.

Du traitement de l'aménorrhée.

Le traitement de l'aménorrhée doit remplir trois indications principales : la première doit être d'environner la malade des conditions hygiéniques les plus favorables ; la seconde, de rappeler les forces épuisées à l'aide de substances toniques ; la troisième, d'appeler le sang vers les organes de la génération.

Moyens hygiéniques,

Quelle que soit la cause de l'aménorrhée constitutionnelle, on devra soustraire la malade à l'impression du froid et de l'humidité, lui faire respirer un air sec et pur et d'une chaleur modérée.

L'alimentation sera généralement tonique; mais on devra l'approprier aux forces digestives et la varier selon le tempérament de la malade. Ainsi, si elle est lymphatique, ce qui est le plus ordinaire, un régime de vie fortifiant doit être recommandé ; sa nourriture sera choisie principalement parmi les viandes rôties qui sont chargées d'osmazome et riches en fibrine, et parmi les plantes amères, telles que le cresson; pour boisson, les vins d'Espagne, de Bordeaux, de Bourgogne, purs ou coupés avec les eaux minérales ferrugineuses, soit naturelles, soit artificielles, telle est la base de l'alimentation qui m'a procuré le plus de succès. Si la malade était d'un tempérament nerveux, il faudrait être plus réservé sur l'emploi des excitants et des toniques ; en général, les repas seront plus nombreux et moins copieux.

En dehors des repas, la boisson habituelle sera des tisanes de houblon et de chicorée, ou des infusions aromatiques, telles que celles de café, de mélisse, de safran, de camomille, etc. On pourrait aussi employer les extraits de quinquina, de gentiane, de quassia amara, de simarouba.

Si l'appétit était nul, il faudrait chercher à l'exciter par quelques exercices gymnastiques ;

s'il était bizarre et capricieux, comme cela arrive souvent dans les aménorrhées compliquées de chlorose, il vaudrait mieux encore accorder à la malade quelques aliments même peu salubres, que de ne lui laisser prendre aucune nourriture.

Les promenades seront de rigueur, quoiqu'elles ne doivent jamais être portées jusqu'à la fatigue; si la malade éprouvait de la répugnance, on ne s'y arrêtera pas, et on la forcera à se promener à pied, à cheval ou en voiture. La danse est aussi très utile, pourvu qu'elle ne soit pas trop prolongée dans la nuit : cet exercice, étant accompagné d'une certaine gaîté d'âme, détermine une douce excitation et un bien-être dans toute l'économie; enfin la danse accélère la circulation, développe la respiration, augmente les sécrétions et les excrétions, et dispose à un sommeil paisible, bienfaisant et réparateur.

Tout en s'occupant du physique, il faudra porter son attention sur le moral des malades, et ne négliger aucuns moyens pour détruire tout ce qui pourrait l'affecter; car, comme l'a dit un de nos grands maîtres, que peuvent nos remèdes contre un chagrin violent, contre une cause sans cesse agissante ? Une malheureuse jeune fille est conduite au tombeau par une affection morale triste et concentrée, que feront nos médicaments, si l'on ne commence pas par faire disparaître la cause ? « Et qu'auraient fait toutes les drogues de la pharmacie contre l'amour d'Antiochus et de Perdiccas ? Fallait-il, pour les guérir, leur administrer des vomitifs, des purgatifs, des excitants, leur mettre force sangsues à l'épigastre ? Non, sans doute ; le vrai remède c'était Stratonice, c'était Phyla. » Que les parents soient bien pénétrés de cette vérité : lorsque l'aménorrhée tient à un amour contrarié ou aux ennuis de veuvage, il faut pour la combattre un remède approprié à la cause : le mariage peut seul le fournir. Mais ce moyen ne doit pas être employé inconsidérément ; il faut avant tout rétablir la santé altérée, et mettre la femme dans les conditions les plus favorables pour remplir le vœu de la nature.

Si le mariage ne peut être conseillé, il faudra chercher à procurer à la malade des sensations douces et agréables, et à éloigner toutes les causes susceptibles d'émouvoir sa sensibilité ou d'exciter les passions de son âme : elle devra, autant que possible, éviter la société des personnes de l'autre sexe, dans la crainte que l'amitié ne donne naissance à un amour souvent infortuné, et qui s'accroît en raison des obstacles qu'on lui oppose. Il est aussi de toute nécessité d'observer rigoureusement les règles de l'hygiène, et d'imprimer à tous nos modificateurs naturels une direction convenable. Sans cette précaution, on verrait échouer les remèdes les mieux appropriés, et on ne parviendrait jamais à rendre aux aménorrhéiques leur santé première.

Moyens pharmaceutiques toniques.

Les moyens pharmaceutiques toniques ont pour but de relever les forces épuisées et d'enrichir tous les systèmes et principalement le système circulatoire ; en effet, la première condition à remplir est de refaire le sang et de lui rendre l'excitabilité nécessaire à l'entretien des différents organes de l'économie. Cette proposition est mise aujourd'hui hors de doute, et parmi les médicaments toniques qui atteignent ce but, les plus usités sont le fer et ses composés. Dès les temps les plus reculés, on avait reconnu son efficacité dans les maladies de jeunes filles, dans les suppressions des mois et dans la stérilité ; c'est même contre la stérilité qu'on l'a employé le plus anciennement avec avantage, et pour mieux réussir on s'entourait du prestige sacré qui était alors nécessaire pour inspirer de la confiance ; on raclait la rouille de dessus une lame de fer qui avait été enfoncée dans un chêne consacré aux dieux.

Maintenant que l'analyse chimique a démontré dans la matière colorante du sang une quantité de fer assez grande pour faire dire au célèbre Baruel qu'on pourrait retirer du sang d'un homme assez de fer pour en frapper une effigie à sa mémoire, on l'a appelé le tonique reconstituant par excellence.

Le sous-carbonate de fer est l'état sous lequel on l'emploie le plus fréquemment ; on l'administre en pilules ou en solution à la dose de 5 à 6 décigrammes par jour.

Les ferrugineux semblent particulièrement agir sur les fonctions assimilatrices, dont ils rétablissent l'intégrité et augmentent l'énergie. Je donne habituellement le fer sous forme de poudre ou de pilules, dans lesquelles je fais entrer plusieurs substances végétales aromatiques et toniques, et sous leur influence, je vois constamment l'appétit se développer, les digestions s'améliorer, l'hématose devenir plus parfaite, le sang acquérir plus de couleur et de plasticité, le pouls plus de force et de plénitude, la nutrition s'opérer avec plus d'activité, les forces s'accroître, enfin tous les attributs de la santé succéder peu à peu aux funestes images de la maladie ; très souvent les règles se rétablissent et tous les résultats de l'atonie générale disparaissent à mesure que se développent le ton, la vitalité de toute l'économie.

Moyens de rappeler le sang vers les organes de la génération.

Aussitôt qu'on aura modifié la constitution à l'aide de moyens hygiéniques et pharmaceutiques convenables, si les règles ne s'établissent pas, il faut alors les rappeler. C'est dans ce but qu'on a tour à tour employé les emménagogues, tels que le safran, la rue, l'absinthe, l'armoise, la sabine ; on a encore proposé l'iode, les cantharides, mais tous ces moyens sont dangereux par l'irritation qu'ils peuvent produire sur les organes de la digestion.

Dans le but de provoquer une stimulation, une espèce de révultion dans l'appareil génital, j'ai employé quelquefois les pilules de Lallemand dont voici la formule.

R. Aloès, 5 centigrammes ;

Rue, 5 idem.

Seigle ergoté, 10 centigrammes ;

Sirop simple q.s. pour faire une pilule à prendre chaque jour :

Je prescris, en même temps que l'usage de ces pilules, afin d'appeler le sang vers l'utérus, des bains de pieds très chauds, des demi-bains de siége, des saignées, soit locales, soit générales pratiquées sur les membres inférieurs ou auprès du bassin, des fumigations sur les parties génitales avec la vapeur d'eau chaude dans laquelle je fais infuser des plantes aromatiqnes. Tous ces moyens ont pour but d'amener la congestion sanguine nécessaire au flux menstruel.

Lisfranc a conseillé des applications réitérées de sangsues aux cuisses, surtout à l'approche de l'époque présumée des règles; ce moyen peut réussir quelquefois dans l'aménorrhée accidentelle, mais il ne convient pas dans l'aménorrhée constitutionnelle : je lui préfère, en général, un moyen qui me réussit constamment et qui forme la base de mon traitement de l'aménorrhée. Voici en quoi il consiste : je fais un mélange à parties égales d'ammoniaque liquide, de térébenthine et d'eau ; je touche, chaque jour, avec un pinceau imbibé de ce liquide, le col de la matrice, et il est rare qu'au bout de quatre ou cinq jours les règles ne paraissent pas, et avec elles tous les symptômes auxquels donnait lieu leur suppression disparaissent comme par enchantement. Ce moyen, que j'emploie souvent seul dans l'aménorrhée accidentelle, m'a suffi dans la plupart des cas pour amener la guérison sans le secours d'aucun autre.

Madame C..., femme jeune et robuste, plongea, en janvier 1842, les pieds dans une mare d'eau de neige à l'époque de ses règles. L'écoulement fut supprimé ; des bains de pied lui furent conseillés jusqu'au mois de mars de la même année où la malade me fut adressée. Après les recherches nécessaires pour m'assurer que la matrice ne contenait point un fœtus, j'agis immédiatement sur cet organe au moyen du pinceau imbibé avec la solution précédente. Ce moyen fut continué pendant dix jours, lorsqu'enfin le dixième jour les règles vinrent et coulèrent pendant trois jours abondamment, et depuis cette époque, cette dame a toujours été bien réglée et n'a plus éprouvé aucune indisposition, même à l'approche des règles dont elle redoutait tant les époques avant mon traitement.

On a proposé dans ces derniers temps le spéculum à ventouses, mais ce moyen est dangereux et ne réussit point avec autant d'efficacité que la solution dont je viens de parler; il convient tout au plus dans l'aménorrhée symptomatique d'une phlegmasie éloignée.

Il faut surtout dans l'aménorrhée constitutionnelle commencer le traitement par le régime fortifiant, les pilules toniques et habituer graduellement la matrice à la fluxion sanguine nécessaire à l'écoulement des règles, en touchant chaque jour le col de la matrice avec la solution ammoniacale. Je me sers souvent aussi d'autres moyens accessoires, tels que des ceintures chaudes, des bains de siége, de lavements chauds, de cataplasmes sur l'hypogastre. J'insiste sur ces moyens jusqu'à ce que les règles soient revenues d'une manière normale.

J'ai guéri, il y a quelque temps, une jeune personne chlorotique qui n'était plus réglée depuis deux ans. Elle ne pouvait rien digérer, et était arrivée au dernier degré de marasme; des palpitations la faisaient beaucoup souffrir et l'empêchaient de faire aucun mouvement. Je soumis cette malade à l'usage des pilules toniques, à une nourriture substantielle. Aussitôt que les forces furent un peu rétablies, elle vint me voir tous les jours, et je pratiquai l'opération avec la solution ammoniacale. Au bout d'un mois les règles parurent, et depuis cette époque elle a toujours été bienréglée et jouit d'une santé parfaite. Ces moyens ne sont pas les seuls à employer selon les cas, mais ils forment la partie la plus importante du traitement de l'aménorrhée, et jusqu'à présent je n'ai encore vu aucun cas de cette affection qui n'ait cédé promptement à leur emploi rationnel et sagement dirigé.

CHAPITRE XXIX.

—

Observations.

Première observation (Dossier 638).

Madame H... Delessert était dans une position déplorable quand elle vint me consulter : depuis plusieurs années elle jetait la plus vive inquiétude dans sa famille par ses étouffements et ses palpitations au plus léger mouvement, par son dégoût pour lés aliments, par ses défaillances continuelles, son affaiblissement profond et sa pâleur extrême. Les médications prescrites par plus de quinze médecins avaient été impuissantes à modifier son état de dépérissement. Le sixième jour de mon traitement elle pouvait se promener dans la chambre sans tomber en syncope. Trois semaines plus tard, les forces étaient revenues avec l'appétit, son teint avait repris son coloris naturel, et sept semaines après le début du traitement elle était entièrement guérie. Plusieurs personnes, haut placées de sa famille, vinrent me témoigner leur satisfaction, émerveillées qu'elles étaient d'une guérison aussi rapide.

Deuxième observation (Dossier 751).

Madame Bigot, âgée de vingt-cinq ans, demeurant rue Caumartin, n. 10, était sujette depuis deux ans à de violentes douleurs de reins, à des tiraillements dans les aines et à des pertes blanches très abondates. Depuis cette époque les règles n'avaient pas reparu, la maigreur était extrême, les digestions ne s'effectuaient qu'avec la plus grande difficulté. Traitée sans succès par M. Lisfranc et par trois médecins célèbres, elle commençait à se désespérer quand elle vint réclamer mes soins.

Cette dame éprouva un soulagement marqué dès les premiers jours de traitement. Cinq semaines après, sa constitution était complètement changée, les douleurs s'étaient dissipées, les règles avaient reparu; elle avait repris ses forces, et aujourd'hui sa maigreur a fait place à tous les signes de la plus florissante santé.

Troisième observation (Dossier 800).

Madame Augustine C..., rue Marcadet, à La Chapelle, à la suite de violents chagrins, avait fait une longue maladie pour laquelle elle fut placée dans une maison de santé, d'où elle sortit soulagée, mais non guérie. Elle éprouvait tous les deux jours des maux de tête intolérables, des crampes d'estomac, des palpitations continuelles, des sifflements dans les oreilles. Sa faiblesse était extrême, elle ne pouvait se livrer à aucun travail sans voir ses douleurs de tête devenir plus violentes; elle était sujette à des pertes blanches qui l'épuisaient; enfin depuis six mois les règles n'avaient pas reparu.

Cette dame, après cinq semaines de traitement, a été parfaitement guérie; les douleurs de tête se sont dissipées, les règles sont revenues; elle a pris de l'embonpoint, et aujourd'hui sa santé continue à être parfaite à la satisfaction de ses parents qui depuis long-temps avaient désespéré de sa guérison.

Observations de cas remarquables de phthisie pulmonaire.

Madame Saurel, faubourg du Temple, n. 62, et madame Barbier, rue Rambuteau, n. 54, chez lesquelles l'aménorrhée faisait craindre une phthisie pulmonaire. Soumises, la première, pendant un mois, la dernière pendant six semaines, au même traitement, ont recouvré une santé qu'elles avaient perdue depuis plusieurs années.

Madame Marie Tessier, âgée de vingt-quatre ans, rue du Bac, n. 123, éprouvait depuis six mois des douleurs vives de la poitrine; elle souffrait par quintes, et rendait des crachats épais et sanguinolants; sa pâleur était extrême et son amaigrissement considérable. L'usage d'une bouteille d'eau dissolvante prise en quinze jours l'a rendue à une santé florissante.

CHAPITRE XXX.

—

Observations communiquées par des docteurs médecins.

Lyon, le 1ᵉʳ juillet 1845.

MONSIEUR ET HONORÉ CONFRÈRE,

En publiant un ouvrage sur les maladies chroniques et principalement sur la phthisie pulmonaire, vous rendez, à mon avis, un grand service à l'humanité. Toutes les personnes qui, comme moi, connaissent l'extrême loyauté que vous apportez dans l'exercice de notre profession et les cures que vous avez obtenues sur des malheureux malades abandonnés comme incurables, seront convaincues que votre traité sera un livre précieux pour les nombreuses victimes des maladies des organes respiratoires, et pour cette nombreuse classe d'individus qui, avec la vie ont reçu de leur parents le principe délétère d'une grave maladie.

Afin de donner une garantie plus complète de l'excellence de vos moyens curatifs, je vous envoie deux observations qui mettent hors de doute les heureux résultats que j'ai obtenus par l'usage de votre eau dissolvante, dont vous m'avez communiqué la formule, sur deux malades réduits à la dernière extrémité, et que deux de mes confrères avaient jugés, comme moi, tout-à-fait incurables. Ces deux confrères qui avaient diagnostiqué une phthisie pulmonaire et avaient annoncé une terminaison prochainement fatale, après avoir avoué leur impuissance, ont été si surpris de la guérison de ces deux malades, qu'ils n'ont pas craint de renier le diagnostic qu'ils avaient porté en disant qu'ils avaient pris une phthisie pour une bronchite chronique.

Première observation.

Le 15 mars, je fus appelé rue Mercière, auprès de madame Dartois, que je trouvai dans l'état suivant :

Elle avait une pâleur extrême, la perte des forces était complète, l'amaigrissement était profond, le pouls était petit et d'une grande fréquence, la toux était fréquente et revenait par quintes. Elle rendait des crachats gris opaques; enfin la diarrhée était considérable, et elle suait abondamment la nuit. M'étant livré à la percussion et à l'auscultation, je trouvai un son mat dans la partie supérieure et antérieure du côté droit de la poitrine; j'entendis très distinctement la respiration caverneuse et le gargouillement au sommet du poumon droit et sous l'aisselle du même côté.

A gauche, au sommet du poumon, un bruit de craquement se faisait entendre. Il faut l'avouer, je regardai cette malade au dessus des ressources de l'art, et comme les confrères qui avaient été appelés, je crus à une fin prochaine.

Quand pressé par les parents qui venaient d'entendre parler de votre cure de M. Langlois, négociant de notre ville, j'eus l'honneur de vous écrire. Quelques jours après, je recevais de vous les formules des médicaments que vous employez avec tant de succès, ainsi que toutes les indications nécessaires au traitemement de madame Dartois.

Le traitement fut commencé le 1er avril par deux cuillerées de l'eau dissolvante, par cinq gouttes d'huile de goudron et par la poudre fumigatoire.

Dès les premiers jours elle éprouva un soulagement marqué, elle toussa moins, les sueurs furent arrêtées ainsi que le dévoiement; enfin l'amélioration fut si rapide, qu'au bout de trois semaines cette femme alitée depuis cinq mois put quitter son lit. La toux, la dyspnée et tous les autres symptômes avaient complètement disparu, et depuis cette époque cette dame paraît jouir d'une santé parfaite.

Comment votre eau dissolvante a-t-elle agi? a-t-elle fait fondre les masses tuberculeuses qui ont été ensuite éliminées par les crachats, et régénérant le sang, a-t-elle empêché la formation de nouveaux tubercules? Dans tous les cas, voilà le fait dans toute sa réalité; je vous engage, Monsieur et cher Confrère à consigner dans votre ouvrage cette observation qui est authentique, puisque cette cure est connue de plus de cent témoins, et qu'elle a fait l'admiration des personnes les plus hauts placées de notre ville.

Deuxième observation.

Madame Lesage, âgée de quarante-cinq ans, avait la voix profondément altérée; elle était d'une si grande faiblesse qu'elle ne pouvait faire un pas sans se trouver mal; elle avait entièrement perdu l'appétit.

J'avais trouvé, par la percussion, un son mat dans la partie antérieure et supérieure du poumon gauche, l'auscultation m'avait fait percevoir un râle muqueux à grosses bulles; le cœur battait avec force; elle était constipée ordinairement; je diagnostiquai une consomption pulmonaire occasionnée par des masses tuberculeuses : les médecins appelés avant moi avaient porté le même diagnostic.

J'ai soumis cette dame à l'usage de l'eau dissolvante et de vos pilules balsamiques, d'après les indications que vous m'aviez fournies; la guérison a été prompte, l'appétit, les forces et l'embonpoint sont revenus. La santé de cette dame s'est complètement rétablie : elle assure n'avoir jamais joui d'une meilleure santé.

Voilà, mon cher Confrère, deux obervations

remarquables qui méritent d'être citées dans l'intérêt de la science. Depuis cette époque, j'ai employé bien des fois votre traitement dans les affections de poitrine et dans d'autres maladies chroniques, et toujours j'en ai obtenu de très bons résultats. Je vous prie de recevoir mes remerciements et ceux des malades guéris d'après vos prescriptions, vous priant de croire à ma reconnaissance, et à la haute considération avec laquelle j'ai l'honneur d'être votre dévoué confrère,

Le Docteur V. BAISSE,

Médecin de la Faculté de Paris, professeur p^r, membre
de plusieurs sociétés savantes.

Lyon, le 1er août 1844.

Observations de plusieurs cas de guérison de phthisie, de scrofules et de maladies de la peau.

Paris, le 10 juillet 1845.

MON CHER CONFRÈRE,

Je vous remercie de la communication que vous m'avez faite de votre méthode de traitement dans les maladies de poitrine et les autres mala-

23

dies chroniques. Je viens d'obtenir une cure presque miraculeuse. M. Bernard, rue Saint-Lazare, âgé de quarante ans, affecté de phthisie au deuxième degré, était dans un état déplorable ; il avait été traité sans succès par cinq médecins, dont deux professeurs à la Faculté, quand je commençai à lui faire suivre votre traitement. Dès les premiers jours, trois cuillerées de votre héroïque remède firent complètement cesser la toux, les douleurs de poitrine et les autres symptômes.

Le dixième jour, ce malade a pu quitter le lit qu'il gardait depuis trois mois, et aujourd'hui, après deux mois de traitement, il a repris son embonpoint, et il se porte comme s'il n'avait jamais été malade.

J'ai traité aussi, d'après votre méthode, la petite fille de madame de M..., âgée de six ans, qui toussait depuis six mois, et souffrait horriblement de la poitrine. Son état de dépérissement était extrême. Après avoir pris pendant huit jours votre eau dissolvante au premier degré, la toux a cessé, les douleurs ont disparu, et après un mois de traitement la guérison a été parfaite.

J'ai employé votre mode de traitement auprès de trois autres malades, l'un affecté de scrofules, et les deux autres de maladies graves de la peau ; chaque fois j'ai obtenu des résultats prompts et efficaces. Je pense que votre eau dissolvante est un remède précieux non seulement dans la phthisie pulmonaire, mais dans toutes les autres maladies chroniques des organes, chaque fois qu'il existe dans le sang un principe soit écrouelleux, dartreux, vénérien, rhumatismal.

Je vous prie, mon cher Confrère, de recevoir mes compliments, et vous engage à faire de ces observations l'usage qu'il vous conviendra le mieux dans votre intérêt et celui des malades.

De Freneus,

Docteur médecin de la Faculté de Paris, ancien chirurgien major des armées, ancien médecin dans les hôpitaux de perfectionnement, décoré de plusieurs ordres.

Trois observations de guérison de phthisie, de dartre tuberculeuse et de rhumatisme chronique.

Monsieur et honoré Confrère,

J'ai soigné, avec succès, par votre méthode, un grand nombre de personnes affectées de catarrhe,

de phthisie pulmonaire, de dartres et de scrofules.
Parmi les nombreuses observations de cures obtenues par votre eau dissolvante et les autres moyens
pharmaceutiques dont vous m'avez communiqué
les formules, je vous en fais parvenir trois, prises
à peu près au hasard, dont vous ferez tel usage
qu'il vous plaira. Veuillez, en attendant, recevoir
l'assurance de ma profonde considération.

Première observation.

Mlle Renard avait été prise en 1843, au mois
de janvier, d'un fort rhume, qui se prolongea
jusqu'au printemps de la même année. La malade
crut pouvoir arrêter la maladie avec des bouillons
et des tisanes ; mais au commencement de l'été
suivant, la fièvre avait paru, elle crachait le sang
et le pus et ressentait des douleurs très vives dans
la poitrine ; alors elle eut recours à plusieurs médecins, d'ailleurs fort habiles, qui ordonnèrent,
sans le moindre résultat, les remèdes palliatifs
que l'usage a consacrés, mais que l'expérience
condamne ; elle était réduite au dernier état de
marasme quand elle vint me prier de vouloir bien
vous écrire au sujet de sa maladie.

Huit jours après, cette malade, à qui j'avais fait

administrer six cuillerées en deux jours de votre eau dissolvante, avait déjà vu l'expectoration diminuer; elle souffrait moins de la poitrine, elle commençait à avoir de l'appétit; enfin, après six semaines de traitement, tous les symptômes avaient disparu, cette dame était parfaitement rétablie d'une maladie grave que trois de mes confrères et moi-même nous avions jugée incurable.

Deuxième observation.

M. Silvain, âgé de quarante-cinq ans, né de parents dartreux, avait sur le corps et à la tête des plaques dartreuses arrondies d'une très grande étendue; la peau était d'une excessive dureté, le nez, le front étaient engorgés et avaient pris un accroissement considérable; il s'échappait de plusieurs ulcérations une matière infecte. La figure de ce malade offrait un aspect hideux. J'avais désespéré de guérir une dartre tuberculeuse aussi grave, lorsque je songeai à le mettre à l'usage de votre eau dissolvante et de vos bols dépuratifs dans le but de régénérer le sang de ce malade. Une amélioration se fit ressentir après quinze jours de traitement; deux mois après le visage fut nettoyé, les croûtes devinrent moins abondantes ; enfin, après trois mois de soins, ce malade a été entièrement guéri par l'usage de votre héroïque mode de traitement.

Troisième observation.

M. Edmond E..., de Marseille, affecté d'un rhumatisme chronique et d'un catarrhe suffocant depuis trois années, et madame veuve Lambert, affectée d'une gastrite chronique qui occasionnait des vomissements continuels et des douleurs intolérables, ont dû la guérison radicale de leurs maladies à l'emploi de votre eau dissolvante et des autres moyens thérapeutiques que je vous avais vu mettre en usage à Paris avec tant de succès contre ces maladies.

Votre dévoué confrère,

D.-C. VIDAL, médecin.

Observation d'un cas remarquable de guérison de phthisie pulmonaire au troisième degré, diagnostic porté par M. le Docteur Fouquier, premier médecin du roi, et par le Docteur Tahère, ancien interne des hôpitaux.

Dans les premiers jours du mois de juillet dernier, je fus appelé à visiter Mme Geffrotin, de Boulogne, près Saint-Cloud, par le mari de cette dame et par monsieur Tahère, son médecin. Cette dame, âgée de trente ans, était malade depuis six mois, et avait reçu d'abord les soins de M. Dubois et ensuite de M. Fouquier, et depuis le mois de février ceux de M. le docteur Tahère, adjoint au maire de la commune. L'état dans lequel je trouvai cette dame était des plus déplorables : elle avait le faciès caractéristique de la phthisie pulmonaire à sa dernière période. — La pâleur était extrême, l'amaigrissement profond, les forces étaient complètement perdues ; elle avait cent quarante pulsations à la minute et une chaleur fébrile de la peau très intense ; une toux fréquente et revenant par quintes, lui occasionnait dans la poitrine des douleurs intolérables ; la nuit, son corps était inondé de sueurs froides et visqueuses. A la percussion, e remarquai un son mat et de pot fêlé dans la partie supérieure et antérieure du côté gauche de la poitrine ; l'auscultation faisait entendre très distinctement au dessus de la clavicule gauche et au point correspondant du dos, la respiration caverneuse et un gargouillement prononcé. Un peu plus bas, on entendait de la manière la plus évidente des bruits de craquement et un murmure vésiculaire râpeux. Le bruit de l'expiration était plus prolongé que celui d'inspiration. M. Tahère se livra devant nous à la même opération, son diagnostic était formel. Il existait des masses tuberculeuses et des cavernes dans le poumon gauche. C'était aussi celui du célèbre M. Fouquier.

Ainsi, nous avions évidemment affaire à une phthisie au troisième degré, qui était par conséquent au dessus des ressources de l'art, d'après l'état actuel de la science. M. Tahère déclara, en présence d'un de mes confrères, qui m'avait accompagné dans cette première visite, que la malade avait essayé de tous les remèdes, et que si cette dame venait à guérir par mon mode de traitement, j'aurais opéré une vraie résurrection.

Cette malade fut mise à l'usage de l'eau dissolvante, trois cuillerées à soupe le premier jour, quatre le deuxième et ainsi de suite. Je prescrivis la poudre fumigatoire projetée sur des charbons ardents et les pilules balsamiques. Au cinquième jour, il y eut une amélioration notable dans les symptômes ; mais, trois semaines après le début du traitement, je la trouvai tellement fatiguée que je crus, malgré le mieux que je reconnus par l'auscultation, que cette malade ne tarderait pas à succomber. En cessant d'espérer une guérison, je n'en recommandai pas moins cependant à son mari et au docteur Tahère de lui faire continuer l'emploi de l'eau dissolvante. Depuis un mois je ne pensais plus à cette malade, lorsqu'une dame de la rue Joubert, se disant recommandée par madame Geffrotin, de Boulogne, fit demander mes soins. Je m'empressai d'aller voir mon ancienne malade que je trouvai dans un état très satisfaisant : elle venait de faire une longue promenade dans le bois de Boulogne et ne paraissait nullement fatiguée. Cette dame, quelques jours après ma dernière visite, avait vu diminuer les symptômes les plus alarmants, tels que les sueurs nocturnes, les douleurs de poitrine, la dyspnée, l'expectoration ; elle avait commencé ensuite à reprendre ses forces ; enfin elle était parvenue à un état de santé au delà de toute prévision et de toute espérance, qu'elle attribuait à l'usage seul de l'eau dissolvante.

———

Avant peu j'adresserai un rapport à l'Académie de Médecine sur ce cas curieux de guérison, comptant sur l'appui et le concours des deux habiles praticiens qui ont traité cette malade, pour propager les heureux résultats d'un mode de traitement aussi efficace.

FIN.

TABLE DE MATIÈRES.

CHAPITRE V.

CHAPITRE VI.

CHAPITRE VII.

CHAPITRE VIII.

CHAPITRE IX.

CHAPITRE X.

SECONDE PARTIE.

—

Maladies chroniques qui occasionnent souvent la phthisie.—
Leur traitement.

CHAPITRE PREMIER.

CHAPITRE II.

CHAPITRE III.

CHAPITRE IV.

CHAPITRE V.

CHAPITRE VI.

CHAPITRE VII.

CHAPITRE VIII.

CHAPITRE IX.

CHAPITRE X.

CHAPITRE XI

CHAPITRE XII.

CHAPITRE XIII.

CHAPITRE XIV.

CHAPITRE XV.

CHAPITRE XVI.

CHAPITRE XVII.

CHAPITRE XXVIII.

CHAPITRE XXIX.

CHAPITRE XXX.

FIN DE LA TABLE.

Impr. et lith. de Mauldè et Renou, rue Bailleul, 9-11.